PETRA HINTERTHÜR

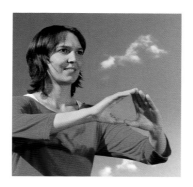

Qigong nach den Fünf Elementen

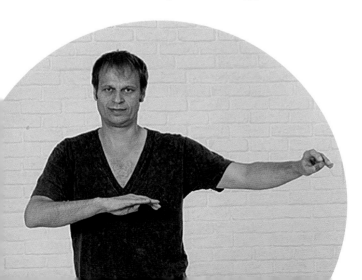

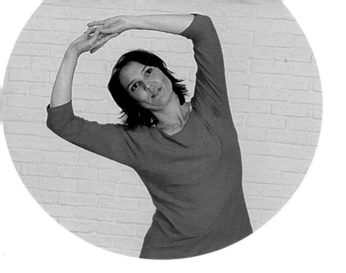

Zum Nachschlagen

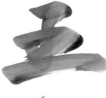

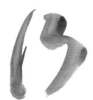

Behutsam und ganzheitlich – ein Übungsweg für jeden

Jeder Mensch – ob jung oder alt, gesund oder krank – kann Qigong erlernen und im Alltag üben. Die ruhigen, konzentrierten Übungen entspannen, fördern die Gesundheit und ein langes Leben und haben sich bei vielen Krankheiten als heilsam erwiesen. Qigong ist ein wichtiger Bestandteil der Traditionellen Chinesischen Medizin (TCM) und eingebettet in eine faszinierende, umfassende Lebensphilosophie. Wer regelmäßig Qigong übt, fühlt sich körperlich und geistig-emotional fit und ausgeglichen. Gerade zur allgemeinen Stressbewältigung, die heutzutage so nötig ist, hat es sich sehr bewährt. Mit den auf die Fünf Elemente abgestimmten Qigong-Übungen aus diesem Buch können Sie außerdem ganz typ- und situationsspezifisch üben.

Als ich 1991 zu unterrichten begann, galt Qigong hierzulande noch als exotisch – inzwischen ist es längst medizinisch anerkannt und von den Krankenkassen unterstützt. So kamen immer mehr Menschen zu mir, die verspannt, gestresst oder krank waren, und es ist eine Freude für mich, mit ihnen zu üben und einen gemeinsamen Weg zu gehen.

Ich lade auch Sie herzlich zum Üben mit mir, Ariane Fuchs und Matthias Kirbs ein und wünsche Ihnen ebenso viel Freude und gute Erfahrungen.

Petra Hinterthür

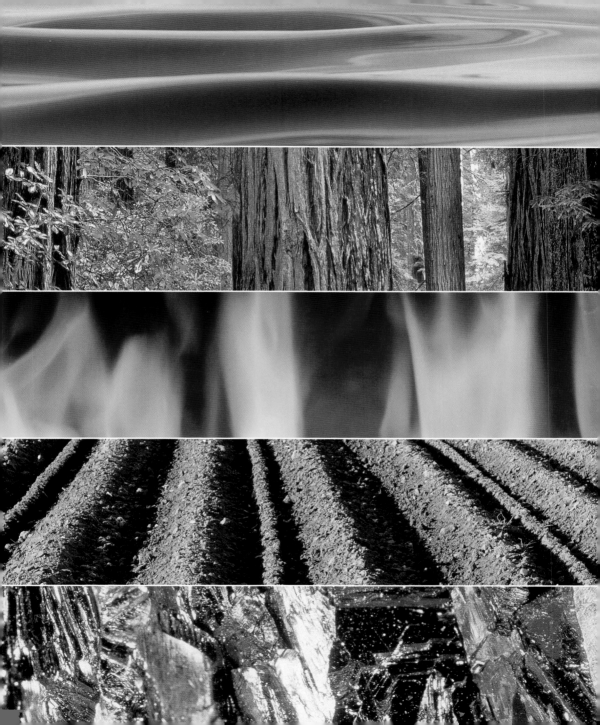

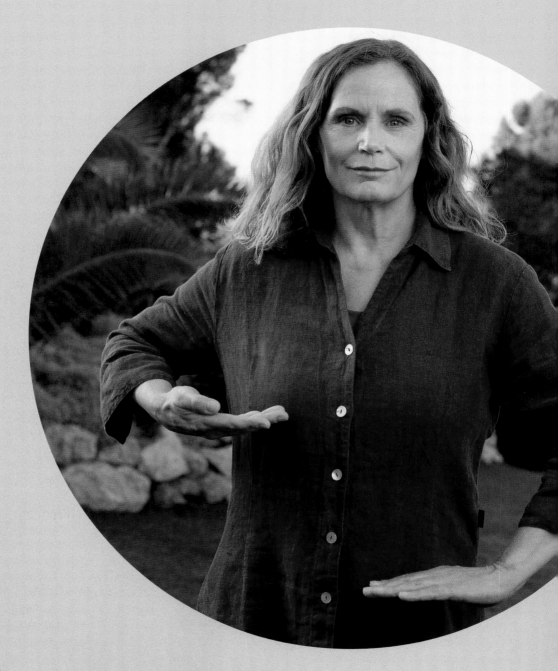

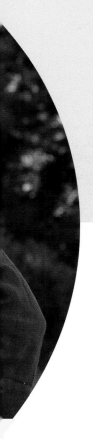

GESUND & LANGE
LEBEN MIT QIGONG

Qigong-ähnliche Übungen sollen schon vor über 12 000 Jahren entstanden sein. Dieses sanfte Bewegungstraining wirkt auch auf uns heute noch so überzeugend, weil es auf einem zeitlosen, ganzheitlichen Konzept vom Menschen und von allem, was auf ihn Einfluss nimmt, beruht. Am treffendsten übersetzen kann man Qigong als »Übungen zur Lebenspflege«: Wer Qigong übt, der pflegt seinen Körper, seinen Geist und seine Seele, denn die sanften Übungen wirken harmonisierend auf die Lebensenergie Qi sowie auf die Kräfte von Yin und Yang und den Fünf Elementen in uns.

Die Faszination von Qigong

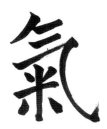

Die chinesischen
Schriftzeichen
für Qi (oben) und
Gong (unten)

Als ich Qigong 1983 kennenlernte, war ich nicht nur fasziniert von den Übungen und ihrer Wirkung, sondern auch von der Philosophie und dem Medizinsystem, die dahinterstehen.

Ich lebte damals in Hongkong und führte ein hektisches, übervolles Leben: als Mutter eines Kleinkindes, als Ehefrau eines Bankdirektors mit gesellschaftlichen Verpflichtungen, als Galeristin, Kunststudentin, Autorin … Qigong war für mich wie eine Befreiung, das Üben wie der Rückzug auf eine Insel. Es wirkte wie wundersamer Balsam auf meine damals traurige Seele, wie ein rhythmischer Tanz im Schwebezustand, wie eine leicht bekömmliche Beruhigungstablette, wie eine heilsame Körper- und Seelentherapie. Seit ich regelmäßig übe, haben sich mein Leben, Denken, Handeln und Wesen sehr positiv verändert. Qigong sensibilisierte mich für meinen Körper mit seinen wunderbaren Stärken und Schwächen. Es stärkte mein Immunsystem und gab mir Kraft, auch in schwierigen Zeiten gesund zu bleiben. Qigong nistete sich bei mir ein und ich wurde »süchtig«.

Die Lebensenergie Qi

Um zu verstehen, warum Qigong so ganzheitlich heilend wirkt, schauen wir uns das faszinierende chinesische Konzept vom Qi an.

»Qi« wird häufig mit dem Wort Energie übersetzt. Andere Bezeichnungen sind Vital- oder Lebenskraft, Kondition, Körperelektrizität, Äther oder Licht. Qi gilt als Quelle allen Wachstums und aller Entwicklung. Der Mensch lebt inmitten von Qi, und Qi erfüllt und beseelt den Menschen. Die Griechen nennen es »Pneuma«, die Inder »Prana«. In unserer Tradition heißt es »Odem«.

Das Qi im Menschen entsteht aus »Jing«, der Essenz. Jing ist grobstofflicher und langsamer als Qi. Der Mensch erbt vorgeburtliche Essenz von seinen Eltern, die im Laufe des Lebens verbraucht wird. Er füllt das Energiedepot mit nachgeburtlicher Essenz auf – um diese zu bilden, wird Qi von außen zugeführt: Sauerstoff-Qi, Nahrungs-Qi – »Qi von Himmel und Erde«.

● Die Essenz sorgt für Wachstum, Fruchtbarkeit, Sexualkraft, produziert Knochen- und Rückenmark und

nährt das Gehirn. Dauerstress, Schlaflosigkeit, Drogen, übertriebener Sex, starke monatliche Blutungen, langes Stillen, starke Blutverluste durch Unfälle oder Operationen – all das verursacht Essenz- (und damit Qi-)Verlust.
● Das Qi sorgt für körperliche Aktivität und Bewegung. Es wärmt den Körper und schützt ihn (Abwehrsystem). Es wandelt Substanzen um (Nahrung in Nährstoffe, Qi in Blut, Blut in Lymphe), und es transportiert Nährstoffe. Es bewegt das Blut, hält es in den Gefäßen und die Organe an ihrem Platz.

Dem umfassenden kulturellen, medizinischen und philosophischen Weltbild der Chinesen entsprechend geht nichts ohne Qi.

Meridiane und Dantians

Das Qi fließt durch Energieleitbahnen (Meridiane), die wie der Blutkreislauf in Form eines dichten Netzes den gesamten Körper durchziehen. Auf den Hauptmeridianen liegen die Energiepunkte, die man durch Akupunktur oder Akupressur aktivieren kann. Wichtigstes Energiezentrum ist das untere Dantian. Es liegt in der Mitte des Körpers, etwa eine Handbreit unterhalb des Bauchnabels in der Tiefe des Unterleibs. Hier wird Qi gespeichert und in Essenz umgewandelt. Das untere Dantian hat einen speziellen Bezug zu den Nieren und spielt im Qigong eine zentrale Rolle (Seite 25). Es gibt zwei weitere Energiezentren: Das mittlere Dantian liegt hinter dem Brustbein tief im Brustkorb – hier wird Qi im Verlauf eines inneren Wandlungsprozesses verfeinert; das obere Dantian, auch als drittes Auge bekannt, wird »Shen«, dem Geist zugeordnet. Im Qigong geht es darum, die »drei Schätze« Jing/Essenz, Qi/Energie und Shen/Geist zu stärken, zu stabilisieren und zu veredeln.

»Qi« und »Gong«

Der Begriff Qigong besteht aus zwei Silben: Qi kann man mit Lebensenergie übersetzen. Schaut man sich die Symbolik des chinesischen Zeichens für Qi näher an (Seite 8 oben), wird die Bedeutung dieses Begriffs noch klarer: Der obere Teil bedeutet Luft, Sauerstoff, Dampf – der untere Reis. Es verbindet also Qi-Quellen wie Sauerstoff (Atmung) und Reis (Essen).

Gong bedeutet Übung, Methode, Arbeit und Schulung. Mit Hilfe von Gong wird Qi gestärkt, bewegt, reguliert und verwandelt. Viele Menschen wünschen sich reichlich Qi, mögen oder praktizieren aber kein Gong …

Das Qi stärken und lenken

Qigong beinhaltet Atemübungen, Übungen zur Dehnung, zum Reinigen und Entgiften, zur Aufnahme von frischem, kraftvollem Qi und zur stillen Meditation. Dabei werden innere Bilder verwendet, um das Qi durch die Meridiane und den gesamten Körper zu lenken. Allein die Vorstellung, dass Ihr Qi in die Beine fließt, aktiviert das Gehirn und dadurch den Qi-Fluss. Wenn Sie das Qi so »trainieren«, weiß es bald seinen Weg und seine Aufgaben von allein. Ihre Vorstellungskraft folgt dann Ihrem Qi.

Alte chinesische Qigong-Meister waren der Meinung, dass sich die gesamte chinesische Medizin aus dem Wissen um das Qi und die entsprechenden Energieübungen entwickelt hat. Heute gilt Qigong als Teil der Traditionellen Chinesischen Medizin (TCM), die auf fünf Säulen steht: Phytotherapie/Kräuterlehre, Akupunktur, Qigong, Tuina-Massage und Diätetik/Ernährungslehre. Qigong zu praktizieren und sich nach dem Yin-Yang-Prinzip ausgewogen zu ernähren, gilt von jeher als Voraussetzung für Gesundheit und ein langes Leben.

Ausgleich von Yin und Yang

Eine weitere Grundlage der chinesischen Gesundheitslehre ist das Prinzip der Polarität, der Kräfte von Yin und Yang. Die beiden Aspekte durchdringen, erzeugen, begrenzen und gleichen einander ständig aus.

Dem Yin steht immer ein Yang gegenüber: weiblich-männlich, Erde-Himmel, Mond-Sonne, langsam-schnell, Wasser-Feuer, Weisheit-Wissen.

Das Yin enthält den Keim des Yang: die Nacht den Tag, der Winter den Sommer, die Aktivität die Ruhe, die Erwartung die Enttäuschung, die Jugend das Alter und die Gesundheit die Krankheit.

Yin und Yang ziehen sich an: Bei der Zeugung eines Kindes treffen Yin (Ei) und Yang (Samen) zusammen. Beim Tod trennen sich Yin und Yang.

Alles in unserem Leben und im Alltag hat eine Yin- und eine Yang-Seite: Wenn wir schlafen, stärken wir unser Yin, durch Arbeit oder Bewegung unser Yang. Der Stil einer Blume ist Yang (gerade und fest) und die Blüte ist Yin (rund und weich). Eine Tasse ist Yang (fest), der Tee ist Yin (flüssig).

Ein Haus ist Yang (feste Struktur), die Atmosphäre im Haus ist Yin (Stimmung, Gefühl). Ein Yin-Teil sucht sich immer einen Yang-Teil und bildet ein energetisches Paar mit ihm. Das Yin wird mit der Mutter verglichen und das Yang mit ihrem Sohn.

Yin und Yang sind nie absolut, sondern immer relativ und veränderbar: Ein Glas ist halb voll (Yang) oder halb leer (Yin). Für die Ameise ist der Mensch riesig (Yang), im Vergleich zum grenzenlosen Universum ist der Mensch winzig (Yin).

Yin und Yang im Körper

Der menschliche Körper ist detailliert aufgeteilt in Yin und Yang: Innen ist er Yin und außen Yang. Jedes Organ hat einen Yin- und einen Yang-Anteil. Das Qi ist Yang, das Blut und alle Flüssigkeiten sind Yin. Die Vorderseite und der Bereich unterhalb der Taille gehören zum Yin, die Rückseite und der Körper oberhalb der Taille zum Yang. Die rechte Körperhälfte wird bei der Frau dem Yang zugeordnet, beim Mann dem Yin; die linke Körperhälfte entspricht dem Gegenpol. »Gesundheit« wird in China als ein ausgewogenes Verhältnis von Yin und Yang definiert. Ist der Mensch krank, sind sein Yin und Yang im Ungleichgewicht. Im Qigong ist das Ziel, Yin und Yang auszugleichen.

Leben und üben in Balance

Es geht um die »goldene Mitte«: nichts zu viel und nichts zu wenig zu machen, Arbeit und Ruhephasen harmonisch miteinander zu verbinden, ebenso Ess- und Alltagsgewohnheiten. Viele Menschen leben heute im beruflichen, privaten und emotionalen Stress und damit im Yang-Zustand. Sie sind ununterbrochen (hyper-)aktiv, rastlos, ge- und überfordert. Der Yin-Aspekt in Form von Ruhe, Muße, Entspannung oder sogar Nichtstun wird vernachlässigt.

Körper und Geist machen Stress und Hektik relativ lange mit. Irgendwann beginnen sie jedoch zu streiken oder zu signalisieren: »Hallo, mir wird das langsam zu viel. Ich brauche endlich Ruhe!« Wenn Sie dieses Signal überhören, wird der Körper vielleicht krank und die Seele betrübt.

Mit Qigong können Sie ungünstige Lebensmuster rechtzeitig unterbrechen. Entspannen Sie sich regelmäßig

Das Yin-Yang-Zeichen symbolisiert, wie die polaren Aspekte des Lebens miteinander und ineinander wirken: Licht und Schatten, Himmel und Erde, männliches und weibliches Prinzip. Yang ist weiß und Yin ist schwarz.

und üben Sie. Schalten Sie zwei bis drei Gänge runter und gönnen Sie sich Zeit für sich selbst. So gleichen Sie Ihr Yin und Yang wieder aus.

Ganzheitliche Wirkung

Qigong ist viel mehr als Gymnastik – es geht nicht nur um die Bewegungen des Körpers, sondern auch um innere Bewegungen des Qi und des Blutes mit Hilfe einer Vorstellung, es geht um Wahrnehmung und innere Ruhe.

Qigong kann bei regelmäßigem Üben helfen, gesünder, entspannter, gelassener zu werden und bis ins hohe Alter körperlich beweglich, gelenkig und geistig fit zu bleiben. Der Schwerpunkt liegt in der Prophylaxe und somit in der Gesunderhaltung.

Qigong wirkt sich positiv auf den gesamten Körper, sein Knochengerüst, seine Muskeln, Sehnen und Gelenke aus, aber auch auf den Stoffwechsel und den Hormonhaushalt, zum Beispiel bei Wechseljahrsbeschwerden. Qigong ist eine einfache und doch wirkungsvolle Methode, Ihre Persönlichkeit zu kultivieren, Ihr Potenzial zu erkennen und zu entfalten.

Es kann Ihre Stimmung und Lebenseinstellung aufhellen, sodass Ihr Leben wieder freudvoller wird und die innere Sonne wieder öfter scheint. Qigong wird inzwischen auch verstärkt bei chronischen Krankheiten eingesetzt wie Asthma, Bluthoch-druck, Organsenkungen, Magengeschwüren, Verstopfung, Nerven- und Organerkrankungen.

Die Übungen bewirken, dass Ihr Qi und Blut frei fließen können. Qigong kann Blockaden auflösen, die sich energetisch beispielsweise in Blutstau (Myome, Polypen) oder emotionalem Stau (Wut, Kopfschmerzen, Migräne) äußern können (mehr dazu bei den Elementeübungen ab Seite 26). Es gibt spezielle Qigong-Formen, die bei bestimmten Krankheiten wie Multipler Sklerose, Wirbelsäulenerkrankungen und auch bei Krebs erfolgreich eingesetzt werden. Voraussetzung ist: Die Patient(inn)en üben.

Jeder kann Qigong üben

… ob gesund, krank oder im Rollstuhl, ob jung oder alt, unabhängig vom sozialen Status. Sie können es für sich lernen oder aus beruflich-therapeutischen Gründen. Anfänger brauchen häufig mehr bewegtes Qigong, um das Denken zu beruhigen. Bereits Schulkinder können damit Konzentration und Gedächtnis stärken und weniger zappelig werden. Gestresste Manager gewinnen mehr innere Stärke und soziale Kompetenz.

Formen des Qigong

➤ Stilles Qigong (Jinggong)

Es zählt zum »weichen« Qigong und zeichnet sich durch äußerlich kleine Bewegungen, Übungen auf der Stelle oder nur innere Bewegungen aus. Es betont die Atemregulierung, das Eintreten in einen tiefen, inneren Ruhezustand und das Öffnen des Herzens. Die meisten Übungen in diesem Buch gehören zum stillen Qigong.

➤ Bewegtes Qigong (Donggong)

Hier geht es um längere Bewegungabläufe und Übungsreihen, bei denen man sich auch von der Stelle bewegt (zum Beispiel »Organstärkendes Gehen«). Es gibt »weiche« Übungen, meditativ, langsam und fließend geübt, und »harte« Übungen, die den Körper stählen und die Kampfkunst lehren – Taijiquan und Gongfu (Kung Fu) gehören zu dieser Form. Es geht darum, den Körper zu bewegen, gelenkig zu werden und Stress/Adrenalin abzubauen, außerdem um Körperkoordination und um die Verbindung beider Gehirnhälften.

➤ Spontanes Qigong (Zifagong)

Hier übt man nicht nach einer vorgegebenen Form, sondern lässt das Qi frei fließen. Wichtig ist, Kontrolle und Bewertungen loszulassen, damit das Qi die Bewegungen unbeeinflusst leiten kann. Spontanes Qigong hat eine große heilende Wirkung, setzt aber einige Übungspraxis und eine stabile Psyche voraus. Aus einem Buch kann man es nicht lernen.

Die Schule des medizinischen Qigong

Es gibt verschiedene Traditionen oder »Schulen« des Qigong, die auf der Philosophie des Daoismus oder des Buddhismus basieren. Seit etwa 50 Jahren wird das »Medizinische Qigong« gelehrt – als momentan einzige Schule, die vom chinesischen Gesundheitsministerium akzeptiert, gefördert und Interessierten im Westen empfohlen wird. Jede Übung hat hier einen Bezug zu einem medizinischen Befund, und die Wirksamkeit bezüglich der Gesundheit von Leib und Seele ist zum Teil wissenschaftlich erforscht. In China wird Qigong zur Zeit hauptsächlich von Ärzten an Kliniken oder Sportuniversitäten unterrichtet. Ausnahmen bilden wenige ehemals Kranke, die individuelles medizinisches Qigong im Park anbieten.

Medizinisches Qigong hat sich in den 80er Jahren im Westen ausgebreitet. Seit den 90er Jahren wurden in Deutschland Qigong-Gesellschaften und -Vereine gegründet, und die Krankenkassen bieten eigene Qigong-Kurse an. Inzwischen gibt es Qualifikationsrichtlinien für Qigong-Lehrer/-innen, die von den Krankenkassen mit der *Universität Oldenburg* und der *Medizinischen Gesellschaft für Qigong-Yangsheng* ausgearbeitet wurden. Die Krankenkassen arbeiten auch eng mit dem offiziellen *Deutschen Dachverband für Qigong und Taijiquan* (DDQT) zusammen, dessen Mitglieder Qigong-Gesellschaften und private Qigong-Schulen sind.

Qigong und die Fünf Elemente

Wenn Sie Qigong nach den Prinzipien der Fünf-Elemente-Lehre üben, können Sie ganz gezielt Einfluss auf individuelle Beschwerden und Veranlagungen nehmen.

Der Rhythmus der Natur und unseres Lebens vollzieht sich in ewig gleichen Zyklen: Jahreszeiten, Tageszeiten, Lebensphasen ... Entsprechend zyklisch wirken und beeinflussen sich die fünf Elementekräfte.

Die Lehre von den Fünf Elementen entstand etwa ab dem 5. Jh. v. Chr. aufgrund von Naturbeobachtungen. Sie ist geprägt von der daoistischen Sicht, dass der Mensch in Harmonie mit der Natur leben sollte, damit es ihm gut geht. Sie zeigt auf, wie Dinge zusammenhängen, die wir auf den ersten Blick nicht in Verbindung bringen würden, und wie sich die Natur (Makrokosmos) in unserem Körper (Mikrokosmos) widerspiegelt. Jedem Element sind bestimmte Phänomene zugeordnet, die sich auf energetischer Ebene ähnlich verhalten – Jahreszeiten, klimatische Faktoren, Farben, ebenso Körperfunktionen, Emotionen und vieles mehr. Wie in der Natur, so sind auch im Menschen immer alle fünf Elemente vertreten, idealerweise im energetischen Gleichgewicht. Nimmt eine Kraft überhand oder ist sehr geschwächt, kann das zu Störungen und Krankheit führen.

Die Organ-Funktionskreise

Jedem Element sind zwei Organe zugeordnet, eines mit Yin- und eines mit Yang-Qualität. Beim Holzelement zum Beispiel die Leber (Yin) und die Gallenblase (Yang). Spricht man nun in der chinesischen Medizin von einer Holz- oder Leber-Galle-Störung, ist erst einmal kein Organ im westlichen Sinne gemeint, sondern eine Störung der Funktionen, die zum Element Holz gehören. Man spricht deshalb von Organ-Funktionskreisen. Zum Funktionskreis Leber gehören nämlich keineswegs nur die Organfunktionen, wie wir sie kennen, sondern auch psychische und mentale Faktoren, bestimmte Körpergewebe, Sinnesorgane und so weiter (siehe Tabelle).

Die Elementezyklen

Ursprünglich hieß die Elementelehre Wu Xing, die »Fünf Wandlungsphasen« – denn die Elemente existieren nicht separat voneinander, sondern befinden sich ständig in Wandlung und beeinflussen sich gegenseitig. Das geschieht nach bestimmten Gesetzmäßigkeiten. Die Traditionelle Chinesische Medizin (TCM) und Qigong

Entsprechungen der Fünf Elemente

	Holz	Feuer	Erde	Metall	Wasser
Yin-Organ	Leber	Herz	Milz, Herzbeutel	Lunge	Niere
Yang-Organ	Gallenblase	Dünndarm	Magen	Dickdarm	Blase
Tageszeit	23–3 Uhr	11–15 Uhr	7–11 Uhr	5–7 Uhr	15–19 Uhr
Jahreszeit	Frühling	Sommer	Spätsommer, Übergänge	Herbst	Winter
Klima	Wind	Hitze	Feuchtigkeit	Trockenheit	Kälte
Farbe	Grün	Rot, Blutorange	Gelb, Gold	Weiß, Grau	Blau, Schwarz
Sinnesorgan	Augen	Mund/Sprache	Lippen/ Geschmack	Nase, Neben- höhlen	Ohr
Geschmack	sauer	bitter	süß	scharf	salzig
Körper	Sehnen, Muskeln	Blutgefäße	Bindegewebe	Haut	Knochen
Emotionen	Geduld, Freundlichkeit; Wut, Ärger	Freude, Liebe; Hass, Neid, Eifersucht	Mitgefühl; Grübeln	Mut; Trauer, nicht loslassen können	starker Wille; Angst
Weisheits- ebene	Geduld, Toleranz	Frieden, Liebe	Achtsamkeit	Aufrichtigkeit, Gelassenheit	Furchtlosigkeit, Urvertrauen
Baum	Kiefer, Kastanie	Gingko, Platane	Weide, Linde	Pappel, Eiche, Buche	Zypresse, Birke

(handschriftlich: 3–5 Uhr; 5–7 Uhr)

nutzen dieses Wissen, um mithilfe der Elemente-Energien körperliche und seelische Prozesse zu beeinflussen.

Der Fütterungszyklus

Jedes Element kann ein anderes stärken oder schwächen. Daraus ergeben sich verschiedene Zyklen. Der Fütterungszyklus wird im Qigong am häufigsten verwendet. Hier »nährt« oder stärkt ein Element das nächste.

● **Wasser (Niere) nährt Holz (Leber/ Galle):** Es lässt die Natur, Ideen und Visionen wachsen. Starke Nieren sorgen für einen starken Rücken, kraftvolle Knochen, Gesundheit, Fruchtbarkeit und Ausgeglichenheit.

● **Holz brennt und erzeugt Feuer (Herz/Dünndarm):** Gesundheit und Ausgeglichenheit lassen das Blut ruhig fließen. Fruchtbarkeit führt zu Erfolg in allen Lebensbereichen.

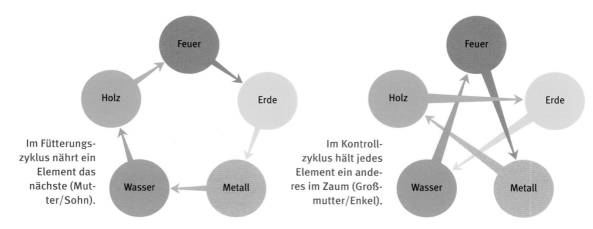

Im Fütterungszyklus nährt ein Element das nächste (Mutter/Sohn).

Im Kontrollzyklus hält jedes Element ein anderes im Zaum (Großmutter/Enkel).

● **Feuer (Asche) wird zu Erde (Milz/ Magen):** Ein stabiler Kreislauf und Erfolg im Leben lassen den Menschen wie den Fels in der Brandung zentriert und gut geerdet sein. Das Bindegewebe ist straff und gut durchblutet.

● **Erde enthält Mineralien und Metall (Lunge/Dickdarm):** Wie ein Fels gut geerdet im Leben zu stehen, führt zu lang anhaltender Gesundheit, einem starken Abwehrsystem und lässt die Haut gut genährt erstrahlen.

● **Metall erzeugt Wasser:** Ein gesundes Immunsystem sorgt dafür, dass der Körper Qi aufnehmen und bewahren kann und die Nieren es verteilen.

Der Kontrollzyklus

In diesem Zyklus kontrollieren sich die Elemente untereinander, sodass keines zu sehr aus den Fugen gerät.

● **Wasser löscht Feuer:** Dann entsteht Kälte, körperlich oder gefühlsmäßig.

Im positiven Sinne kühlt die Energie der Nieren die Hitze des Herzens.

● **Feuer schmilzt Metall:** Mithilfe von Feuer wird aus Metall Schmuck oder Werkzeuge hergestellt. Die Wärme des Feuers kann die Härte des Metallelements erweichen, sodass auch keine Verhärtungen im Körper auftreten.

● **Metall schneidet Holz:** Die klare, sachliche Metallenergie neutralisiert und beruhigt übertriebene, hektische Holzenergie. Kopfschmerzen, Migräne, Unterleibs- oder Brustbeschwerden können gar nicht erst entstehen.

● **Holz kontrolliert Erde:** Es sorgt in der Natur für Vielfalt statt Wüste. Seine Dynamik beugt Trägheit, Lustlosigkeit und Übergewicht vor.

● **Erde kontrolliert Wasser,** reguliert den Wasserfluss, sodass weder die Erde noch der Körper überschwemmt werden (beugt zum Beispiel Ödemen und Inkontinenz vor).

Die Weisheitsebene

Sie ist jenseits von Formen, von Organen, Gefühlen und Beschwerden zu entdecken und lässt sich ebenso durch beständige Qigong-Praxis fördern.

... im Fütterungszyklus

Ist der Mensch furchtlos und besitzt einen auf Urvertrauen basierenden starken Willen (Wasser), zeigt sich das in seinem geduldigen, toleranten und freundlichen Wesen (Holz). Geduld und Toleranz ermöglichen Frieden und Liebe im Herzen (Feuer). Daraus entsteht Achtsamkeit (Erde). Sie fördert Aufrichtigkeit und Gelassenheit (Metall). Und dies schafft die Grundlage für ein liebevolles Miteinander. Es wird getragen von Weisheit und Liebe auf tiefster Ebene (Wasser).

... im Kontrollzyklus

Furchtlosigkeit und Urvertrauen (Wasser) wachen über Geistesfrieden, Liebe und Mitgefühl, sodass kein Hass, Neid und keine Missgunst entstehen können (Feuer). Friede im Herzen, Liebe und Mitgefühl erhalten Aufrichtigkeit und Gerechtigkeit und vermeiden Streit und Brutalität (Metall). Aufrichtigkeit und Gerechtigkeit bewahren Geduld, Freundlichkeit und innere Weite und vermeiden Wutausbrüche (Holz). Eine geduldige und freundliche Natur bewacht Achtsamkeit und nährende Liebe und vermeidet Feindseligkeit und Distanz (Erde).

Die Fünf Elemente in der Übungspraxis

Mit Qigong-Übungen kann man die Elementekräfte in Balance halten. Um herauszufinden, ob und welche Elemente bei Ihnen im Ungleichgewicht, also zu stark oder zu schwach ausgeprägt sind, empfehle ich Ihnen, sich mit den Zyklen und den Elemente-Beschreibungen (ab Seite 28) intensiv zu beschäftigen. Je mehr Sie ein Element anspricht, desto wahrscheinlicher, dass es des Ausgleichs bedarf.

● Wenn Sie sich mit keinem der Elemente besonders identifizieren, dann fördern Sie einfach alle Elemente, um allgemein gesundheitlich vorzubeugen.

● Wenn Sie oder ein/e TCM-Therapeut/in feststellen, dass bei Ihnen eine Yin-Yang-Disharmonie vorliegt und/oder mehrere Elemente nicht ausgeglichen sind, machen Sie am besten eine Übungskombination aus dem

Der Begriff »Kontrolle« kann auf der Weisheitsebene auch als Bewachen, Bewahren und Erhalten verstanden werden.

Individueller Tagesrhythmus, Lieblingsfarbe und -geschmacksrichtung können Hinweise auf Elementedefizite geben (siehe Tabelle Seite 15). Eine kleine Veränderung der Gewohnheiten kann große Erfolge bringen.

Fütterungszyklus. Sie nähren damit zugleich alle Yin- und alle Yang-Organe und deren Funktionskreise.

● Wenn hauptsächlich ein Element gestört ist, stärken oder harmonisieren Sie dieses Element und, den beiden Zyklen entsprechend, ein oder zwei weitere Elemente:

Zum Beispiel Wasser

Sie haben chronische Rückenschmerzen oder schon mal einen Bandscheibenvorfall gehabt. Dann ist das Wasserelement (Niere/Blase) geschwächt.

➤ Fütterungszyklus: Sie entscheiden sich für Übungen aus dem Wasserelement und füttern die Nieren. Außerdem stärken Sie das Metallelement mit entsprechenden Übungen.

➤ Kontrollzyklus: Wählen Sie Übungen aus dem Erdelement (Milz). Milz und Nieren sind ein starkes Qi-Paar.

Zum Beispiel Holz

Sie sind ungeduldig, leicht aggressiv, ärgern sich schnell oder haben als Frau Menstruationsprobleme, Myome oder Polypen in der Gebärmutter.

➤ Fütterungszyklus: Wählen Sie stärkende und beruhigende Übungen des Wasserelements aus. Unterstützen Sie

sie aber auch mit regulierenden und reinigenden Holzübungen.

➤ Kontrollzyklus: Metallübungen versachlichen und neutralisieren die Emotionen des Holzelementes.

Zum Beispiel Feuer

Sie leiden an Schlaflosigkeit, schwitzen nachts viel. Sie sprechen gepresst oder hektisch. Ihr Herz ist zu unruhig oder hitzig und damit auch Ihr Geist. Oft liegen die Nerven blank.

➤ Fütterungszyklus: Sie stärken das Yin der Leber und machen ruhige, entspannende Holzübungen. Das Holzelement wird reguliert und beruhigt, damit »die Leber wieder lächeln kann und dem Herzen lebensbejahende Freude schenkt«.

➤ Kontrollzyklus: Wasserübungen sind wichtig, um Herz, Geist und Sprache zu beruhigen, die Herz-Nieren-Beziehung zu harmonisieren.

Es gibt unzählige Möglichkeiten, die Übungen zu kombinieren und bei Beschwerden einzusetzen. Wenn Sie sich unsicher fühlen, lassen Sie sich bei der Auswahl Ihres Übungsprogramms von einem/einer guten Qigong-Lehrer/in beraten.

Tipps fürs tägliche Üben

Wo, wann und wie

➤ Üben Sie anfangs in einem gut gelüfteten Raum. Wenn Sie die Übungen verinnerlicht haben, machen Sie bewegtes Qigong möglichst in der Natur, stille Übungen aber weiter zu Hause.

➤ Ziehen Sie bequeme Kleidung und flache Schuhe an. Ist der Boden warm, üben Sie barfuß und nehmen direkten Kontakt zur Erde auf.

➤ Üben Sie dann, wenn Sie wirklich Ruhe haben, am besten immer zur selben Zeit – so können sich Körper und Geist leichter an die ungewohnte »energetische Nahrung« gewöhnen.

➤ Machen Sie täglich einen Termin mit sich selbst, eingetragen im Terminkalender, und nehmen Sie ihn wie andere verlockende Termine auch wahr.

➤ Wenn Sie krank sind, üben Sie im Bett stilles Qigong (Seite 27).

➤ Üben Sie mindestens 100 Tage lang, um zu sehen, wie Qigong bei Ihnen wirkt.

➤ Seien Sie geduldig mit sich selbst und überfordern Sie sich nicht.

➤ Gönnen Sie sich von Zeit zu Zeit eine/n Qigong-Lehrer/in. Er/sie kann Ihnen die Übungen professionell und korrekt vermitteln, Sie korrigieren und auf eventuelle Fehler aufmerksam machen. Das Gespräch, der Gedanken- und Erfahrungsaustausch kann sehr hilfreich und wegweisend sein. Besonders, wenn Sie aus gesundheitlichen oder psychischen Gründen Qigong lernen möchten, brauchen Sie professionelle Unterstützung von einer Person, die schon länger Qigong praktiziert, Menschen- und Fachkenntnisse besitzt und tiefe eigene Erfahrungen gemacht hat.

Buch und DVD nutzen

➤ Lesen Sie bitte erst einmal in Ruhe die »Einführung« auf Seite 26/27 und die ausführlichen Beschreibungen der Elemente (ab Seite 28).

➤ Machen Sie sich mit den Wirkungen der Übungen vertraut. Wenn Sie sich während des Übens daran erinnern, unterstützt das die Wirkung.

➤ Schauen Sie sich dann die DVD an. Alle Übungen sind auch im Buch Schritt für Schritt angeleitet, zusätzlich finden Sie hier die mentalen Qi-Heilkraft-Übungen. Mit der DVD können Sie individuelle Übungsprogramme zusammenstellen. Mehr Tipps dazu finden Sie auf Seite 68 und in der hinteren Umschlagklappe.

Üben Sie auch öfter mal inneres Qigong, das innere Lächeln: Schicken Sie ein Wohlgefühl, liebevolle Gedanken durch Ihren Körper – oder kleine Lichtkugeln mit einem Smiley-Gesicht in jede Zelle. Sie werden sehen: Es hilft!

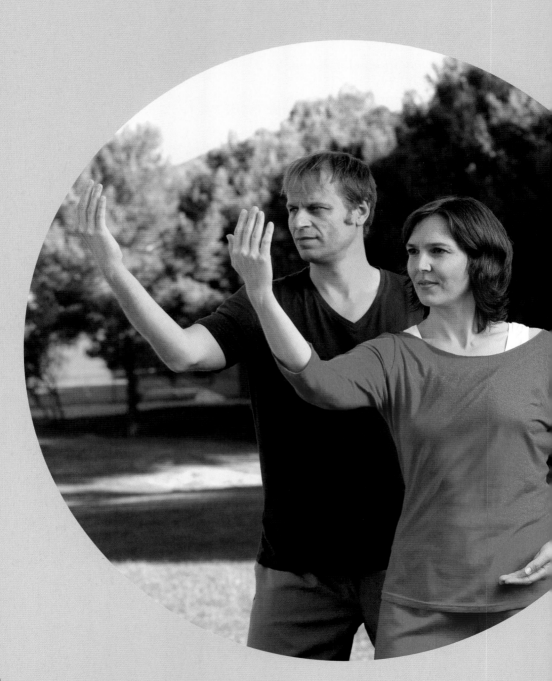

ÜBEN IM ELEMENTEZYKLUS

Qigong zu üben ist so, als ob Sie ein gutes Essen zube-
reiten: Sie wählen in Ruhe die Zutaten aus, schneiden
das Gemüse sorgsam und kochen es mit Lust und Liebe.
Wenn Sie Qigong machen möchten, wählen Sie auch hier
sorgsam die Zutaten aus: die für Sie richtige Übung, den
passenden Übungsort und die richtige Zeit. Dann gehen Sie
mit Lust und Liebe in die Übung hinein. Kochen und Qigong-
Praxis haben etwas Meditatives. Treten Sie in die Ruhe ein und
kultivieren Sie Ihr Leben.

Vorbereitende Übungen

Damit Sie Qigong wirkungsvoll erleben können, ist es wichtig, Körper, Atem und Gedanken während des Übens regulieren zu können, sich vorher zu entspannen und zu fokussieren.

) WAS DIESE ÜBUNGEN BEWIRKEN

● Die vertiefte Bauchatmung lockert und massiert das Zwerchfell, den größten Atemmuskel zwischen Brustkorb und Oberbauch, und entspannt Ihre Bauchdecke. Ihr Körper nimmt mehr Sauerstoff auf.

● Die Entspannung des Körpers erfolgt von oben nach unten. Das kann bewirken, dass die »Fülle« und der Druck im Kopf oder im Herzen gleich mit nach unten wandern. Ihr Kopf wird klarer und Ihr Herz ruhiger.

● Wenn Sie Ihren Geist auf ein inneres Bild oder eine Vorstellung fokussieren, kann das all Ihre anderen Gedanken beruhigen.

Die drei Methoden der Regulierung

Bewusste Körperhaltung

➤ Ihre Füße stehen schulterbreit parallel, die Knie sind leicht gebeugt, Ihre Augen sind offen. Um »Ihren« Stand zu finden, verlagern Sie das Gewicht beim Einatmen auf die Fußballen und beim Ausatmen auf die Fersen. Wiegen Sie sich 2- bis 3-mal vor und zurück. Dann suchen Sie Ihre Mitte, indem Sie Ihr Körpergewicht auf beide Füße gleich verteilen.

➤ Entspannen Sie Ihre Stirn, besonders zwischen den Augenbrauen, Wangen und Lippen. Lassen Sie Ihren Unterkiefer locker hängen, und ziehen Sie Ihr Kinn leicht nach unten und hinten, sodass Ihr Scheitelpunkt zum Himmel zeigt.

➤ Richten Sie Ihre Wirbelsäule auf. Stehen Sie so, als ob Sie auf einer Wolke oder der Kante eines Barhockers sitzen. Ihr Steißbein geht dabei ein wenig nach vorn. Wenn Sie in der Lendenwirbelsäule ein rundes Gefühl haben, ist sie gerade. ❶

➤ Ihre Arme hängen locker seitlich, die Handflächen zeigen nach innen. Die Achselhöhlen sind leicht geöffnet – als ob sich dort ein Küken kuschelt, das Sie nicht verlieren möchten. ❷

➤ Stellen Sie sich vor, dass die Erdanziehungskraft Sie leicht nach unten zieht und Ihnen Standfestigkeit gibt und dass Sie am Scheitelpunkt durch einen Lichtstrahl mit dem Himmel verbunden sind, was Ihnen ein Gefühl von Leichtigkeit und Weite vermittelt. Spüren Sie ein inneres Lächeln im ganzen Körper, und schließen Sie die Augen.

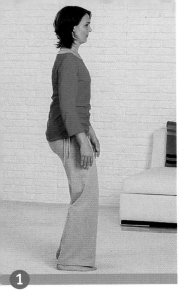

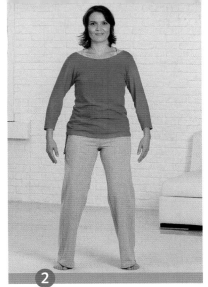

Vertiefte Atmung

Atmen ist lebensnotwendig. Unser Atemrhythmus begleitet uns durch unseren Alltag und auf unserem ganzen Lebensweg. Je natürlicher der Atem und je ruhiger sein Rhythmus, desto wirkungsvoller. Ideal für Anfänger ist die natürliche, vertiefte Bauchatmung, die Sie bei allen Übungen anwenden.

➤ Sie stehen, sitzen oder liegen. Machen Sie ein paar Atemzüge so, wie Sie es gewohnt sind.
➤ Beim Einatmen bewegt sich jetzt die Bauchdecke nach vorn – im Liegen nach oben –, und der ganze Bauchraum weitet sich.
➤ Beim Ausatmen geht die Bauchdecke wieder zurück und der Bauchraum wird wieder kleiner.
➤ Strengen Sie sich niemals an. Ihr Atem ist fein, gleichmäßig und unhörbar.

Fokussierte Vorstellungskraft
➤ Dies erfordert ein bisschen Geduld und regelmäßiges Üben: Sie stellen sich mit Ihrem inneren Auge ein Bild vor und versuchen, dies während der Übung zu halten.

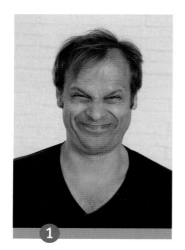

) **WAS DIESE**
) **ÜBUNG**
) **BEWIRKT**

● Sie entspannt und lockert den ganzen Körper von den Haarspitzen bis zu den Zehenspitzen.
● Sie wirkt stimmungsaufhellend und erheiternd, hilft an dunklen Tagen, bei trüber Stimmung oder wenn Sie viel sitzen.

Lockerungsübung:
Body Scan – Reise durch den Körper

Da diese Übung eine Lockerungsübung ist, gibt es keine feste Form. Sie bewegen und lockern sich entsprechend Ihrem eigenen Bedürfnis. Haben Sie einfach Spaß dabei und genießen Sie. Sie dürfen auch ruhig übertreiben.

➤ »Was macht mein Kopf?« Sie drehen Ihren Kopf sanft in alle Richtungen. Lassen Sie ihn ruhig auch mal hängen.
➤ »Ich liebe Faxen.« Ziehen Sie wie ein verspieltes Kind Grimassen – ohne Rücksicht darauf, wie es aussieht. ❶
➤ »Ich lächle in meine Wirbelsäule.« Sie schicken ein liebevolles, wohlwollendes inneres Lächeln vom 1. Halswirbel zum Steißbein. Stellen Sie sich vor, Ihre Wirbel beginnen zu leuchten.
➤ »Meine Schultern kreisen.« Lassen Sie Ihre Schultern langsam in alle Richtungen kreisen. Nehmen Sie Ihren Atem zur Hilfe: Atmen Sie ein, wenn Sie die Schultern heben, und atmen Sie aus, wenn Sie sie senken.
➤ »Meine Ellenbogen tanzen.« Ihre Ellenbogen machen sanfte oder rhythmische Fantasiebewegungen.
➤ »Wie beweglich sind meine Hände?« Lassen Sie Ihre Hände geschmeidig wie eine Tempeltänzerin und gelenkig wie ein Akrobat werden. Probieren Sie alle möglichen Bewegungen aus. Testen Sie jeden Finger und jede Fingerspitze.
➤ »Ich lasse meine Arme locker.« Ihre Arme schwingen und kreisen langsam im Atemrhythmus oder schnell wie ein Wirbelwind in alle Richtungen. Beziehen Sie Ihre Schultern mit ein.
➤ »Der Tanz der Wirbelsäule.« Bewegen Sie zuerst sanft die einzelnen Abschnitte: Steiß- und Kreuzbein, Lendenwirbelsäule, dann Brust- und Halswirbelsäule. Zum Schluss lassen Sie die

ganze Wirbelsäule schwingen wie eine Wasserpflanze, sich wellen wie eine Schlange oder tanzen wie ein Derwisch.

➤ »Mein beschwingtes Becken.« Ihre Wirbelsäule tanzt noch. Sie gehen jetzt mit Ihrer Aufmerksamkeit in Ihr Becken. Beobachten Sie, wie sich Ihr Becken bewegen möchte, und schwingen Sie im Gleichklang mit. Lassen Sie so locker wie möglich.

➤ »Ich schenke meinen Beinen Aufmerksamkeit.« Wandern Sie mit ganzer Aufmerksamkeit liebevoll durch Ihre Beine und bewegen – drehen, strecken, heben, schütteln – Sie sie.

➤ »Meine Füße schnurren vor Beachtung.« »Endlich werden wir beachtet«, sagen Ihre Füße, wenn Sie ausprobieren, was diese alles können, wie beweglich sie sind. Sie können sie schütteln, Ihr Gewicht verlagern, gehen oder tanzen …

➤ Abschließend sammeln Sie sich im unteren Dantian.

Sich im unteren Dantian sammeln

Viele Übungen beginnen und enden mit dieser Konzentrationsübung. Auch als Einzelübung hilft sie, zur Ruhe zu kommen, sich zu entspannen und zu regenerieren.

➤ Sie stehen aufrecht und gelöst und legen beide Hände auf die Bauchdecke, die Frauen die linke Hand auf die rechte, die Männer die rechte auf die linke Hand. ❷

➤ Sammeln Sie jetzt Ihre ganze Aufmerksamkeit im unteren Dantian (Seite 9), Ihrem Energiezentrum etwa eine Handbreit unterm Bauchnabel tief in Ihrem Unterleib. Stellen Sie sich dieses Zentrum wie eine goldene oder leuchtende Kugel vor, die beim Einatmen größer wird und beim Ausatmen kleiner.

➤ Warten Sie so lange, bis Sie ruhig geworden sind. Dann lassen Sie Ihre Vorstellung los und beenden die Übung.

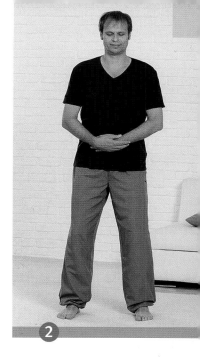

) WAS DIESE
) ÜBUNG
) BEWIRKT

● Sie werden geistig und körperlich ruhiger und gelassener.
● Als Einzelübung ist sie besonders hilfreich bei Stress, Druck oder Schmerz im Kopf, Nervosität oder Unruhe im Herzen, bei Lampenfieber und Angst.
● Das untere Dantian hat einen Bezug zur Essenz (Seite 8), zum Wasserelement und zu den Nieren (Seite 28). Die Übung kann den Unterleib wärmen, und die Sexualkraft und Fruchtbarkeit können gestärkt werden.

Einführung in die Übungen

Begeben Sie sich nun in die faszinierende Welt der Fünf Elemente, und lernen Sie die stärkende und heilende Wirkung der Übungen kennen. Zu jedem Element finden Sie ab Seite 28 vier Übungen, die sich wunderbar ergänzen.

Die Prinzipien des Übens

Die innere Haltung und Absicht beim Üben beeinflusst die Wirkung. Machen Sie sich bewusst, worum es jeweils geht und lassen Sie sich von Ihrer Vorstellungskraft unterstützen.

Stille, meditative Bewegungsübungen

Die Übungen »Das Becken kreisen, die Nieren schwingen«, »Die Leber reinigen«, »Das Herz-Qi regulieren«, »Die Milz stärken«, »Die Lunge aufatmen lassen«, die Baum-Übung und die Lichtreise stammen aus dem Stillen Qigong (Seite 13), auch wenn sie teilweise bewegter sind. Wichtig beim Üben ist, still zu werden, Herz, Geist und Sinneswahrnehmungen zur Ruhe kommen zu lassen. Denn aus der Stille entsteht etwas – dann beginnen Qi und Blut zu fließen, die wohltuende Wirkung einzusetzen und »Drache und Phönix miteinander zu tanzen«.

Lautübungen – laut oder leise

Sie werden »Die sechs heilenden Laute« (nach Mantak Chia oder Meister Li Zhi Chang) und die »Sechs-Laute-Methode« (nach Prof. Jiao Guorui) genannt. Die Übungen können im Sitzen, Liegen oder Stehen, laut oder leise ausgeführt werden:
➤ Sie singen die Laute laut, um Verspannungen, Schmerzen oder trübe Gedanken aus Körper und Geist loszuwerden. Lassen Sie die Augen offen.

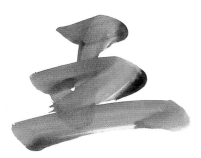

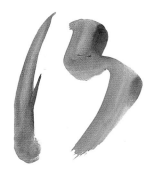

Die chinesischen Schriftzeichen für »Wu Xing«, die Fünf Elemente oder Wandlungsphasen. Das ursprüngliche Bild: Wu (oben): Fünf – drei horizontale und zwei senkrechte Linien; Xing (unten): Kreuzung, neue Wege.

➤ Sie sprechen leise, um die Organ-Funktionskreise (Seite 14) zu stärken. Je leiser oder unhörbarer der Laut, desto stärkender und heilender seine Schwingung. Schließen Sie Ihre Augen.
➤ Sie nehmen Körperbewegungen hinzu, die entsprechende Meridiane (Energieleitbahnen im Körper, Seite 8) ansprechen.
➤ Sie machen die Übung ohne Bewegung, üben nur mit der Vorstellung. Dies ist für Menschen wichtig, die in ihrer körperlichen Beweglichkeit eingeschränkt oder sogar gelähmt sind.

Visualisierungen der Qi-Heilkraft

Diese Übungen stammen wiederum aus dem Stillen Qigong. Entscheidend ist die Vorstellung, die Sie haben. Wenn Sie sich vor der Übung noch mal die Zuordnungen zu Organ und Element durchlesen, können Sie mental Kontakt aufnehmen zu Ihrem Organ oder zu Ihrem Unterbewusstsein. Sie geben klare, positive Impulse ans Gehirn, die von dort ins entsprechende Organ und dessen geistigen Raum weitergeleitet werden. Es wirkt.

Organstärkendes Gehen

Bewusstes, langsames Gehen ist eine Form der Meditation. Sie lernen hier eine abgewandelte Gehform des Guolin Qigong kennen, die die Windatmung Xixihu mit einbezieht. Dieses meditative Gehen wirkt organstärkend, regenerierend und heilend. Es wird auf 4000 Jahre alte schamanische Tänze zurückgeführt, die zur Kontaktaufnahme mit der geistigen Welt dienten.

Außerdem: harmonisierende Übungen

Die Massagen beleben, stärken oder regulieren. Das Üben mit Bäumen ist eine uralte Praxis, um sich zu stärken und um mit den Baumseelen zu kommunizieren. Und die Lichtreise versetzt in eine wohltuende Schwingung und wirkt ganzheitlich heilend.

TIPP

➤ Wenn Sie über die Elemente lesen, kann es sein, dass Sie sich in ein oder zwei »Typen« ganz klar wiedererkennen und/oder entsprechende Symptome haben. Dann sind die Übungen dieses Elements für Sie besonders angesagt.
➤ Oder Sie glauben, mit einem Element ganz und gar nichts zu tun zu haben, mögen es nicht und wollen auch die Übungen nicht machen. Widmen Sie sich dann genau diesem »ungeliebten« Element.
➤ Es kann aber auch gut sein, dass Sie sich in jedem Element wiederfinden. Schließlich spiegeln sie sich alle in uns wider. Wählen Sie einfach Übungskombinationen im Elementezyklus (Seite 66). Man tut eh gut daran, kein Element zu vernachlässigen. Es geht immer um die Harmonie des Ganzen.

Das Wasserelement

Wir beginnen den Fünf-Elemente-Zyklus mit dem Wasser, weil es die Basis für Entstehen, Wachsen und Wandlung ist. Es ist den Nieren, der Blase und dem unteren Dantian zugeordnet.

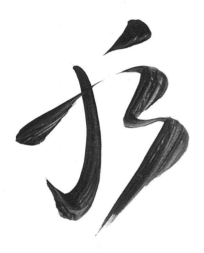

Das chinesische Schriftzeichen für Wasser. Das ursprüngliche Bild: Ein Hauptstrom und zwei Seitenarme.

Die Nieren wurden von den Chinesen nicht nur als Filterungs- und Entgiftungsorgan betrachtet, sondern als Speicher der »Lebensessenz«, der Energie, die der Mensch von seinen Eltern mitbekommen hat. Dieses Reservoir wird im Laufe des Lebens verbraucht. Umso wichtiger ist es, immer wieder Energie aufzu- füllen, damit die Nieren ihren vielen Aufgaben nachkommen können, wie Wärme und Energie/Qi im ganzen Körper zu ver- teilen, Mark zu produzieren, das für die Entwicklung der Kno- chen, Zähne, Haare, des Gehirns und Blutes wichtig ist, und um Wachstum zu fördern und Sexual- und Fortpflanzungskraft zu stärken. Sind die Nieren stark, ist es auch die Blase. Sie sind das Zuhause des Zhi, der Willenskraft und des Urvertrauens. Starke Nieren sorgen für Harmonie im Körper und ein ruhiges Herz.

Ein starkes Wasserelement

Eine starke Nierenkraft bedeutet gesunde Kondition und Kon- stitution. Der Wassertyp steht »in Saft und Kraft«. Er ist ausge- stattet mit Urvertrauen, Überlebensinstinkt und Furchtlosigkeit. Sein Mut, Selbstbewusstsein und seine Willensstärke sind stark ausgeprägt. Er ist ein überzeugender und mitreißender Redner. Im Beruf werden diese Menschen für ihre Ausdauer, Konzen- trationsfähigkeit, Phantasie und ihre offene, warme und charis- matische Ausstrahlung sehr geschätzt. Sie verfolgen mit Beharr- lichkeit, intuitiver Neugier und einem genialen Gedächtnis ihr Ziel. Ein starkes Wasserelement verleiht dem Menschen aber auch die Fähigkeit, Stille und das Nichtstun zu genießen, einzutauchen in die Tiefen des Seins, in Verbindung zu treten mit der geistigen Welt und einen spirituellen Weg zu gehen.

Weitere Zuordnungen zu Wasser und Nieren/Blase

● Die Nieren-Blasen-Zeit ist bei den Chinesen zwischen 15 und 19 Uhr – dann ist die Wasserenergie am stärksten. Ruhen Sie sich entweder in dieser Zeit aus oder machen Sie nieren- und damit auch blasenstärkende Qigong-Übungen.

● Die Jahreszeit ist der Winter, die Zeit des Speicherns, Bewahrens und des Rückzugs. Gönnen Sie sich im Winter mehr Ruhe, laden Sie Ihren Akku auf und genießen Sie Zeit für sich.

● Wenn Sie Qigong mit einem Baum üben (Seite 75), wählen Sie Zypresse oder Birke, um Ihr Wasserelement anzusprechen.

● Die Farbe ist Dunkelblau bis Schwarz. Ist Ihre Nierenkraft stark, können Sie gerne oft Kleidung in diesen Farben tragen (vor allem im Winter). Ist Ihr Wasserelement geschwächt, sind hellere Farben energetisch besser. Das Gleiche gilt für Unterwäsche, Bettwäsche, Wohnungs-, Büro- oder Geschäftseinrichtung.

● Das Ohr ist das den Nieren zugeordnete Sinnesorgan und deren Tor zur Außenwelt. Je stärker Ihre Nierenessenz ist, desto besser hören Sie bis ins hohe Alter.

● Der Geschmack »salzig« steht für das Wasserelement.

Störungen im Wasserelement

Eine Störung im Wasserelement bedeutet, dass die Energie in Ihren Nieren nicht ausgeglichen ist. Ob sich daraus Beschwerden entwickeln, hängt vom Grad der Störung ab. Eine einfache Disharmonie können Sie mit veränderten Essgewohnheiten, mit Qigong-Übungen und etwas Geduld und Zeit leicht beheben.

TIPP

➤ Essen Sie vorwiegend warm und nicht scharf gewürzt. Das stärkt Ihre Nieren und Ihre gesamte Konstitution. Kalte Speisen und Getränke verbrauchen viel Energie, um sie auf Körpertemperatur anzuwärmen.

➤ Tragen Sie keine Nieren-freie Mode. Das kann auf Dauer zu extremer Kälte in den Nieren bis zu Nierenbeckenentzündungen führen.

➤ Sie stärken Ihre Nierenessenz, indem Sie Ihre Füße und Nieren immer warm halten, Ihre Nieren täglich liebevoll massieren und abends eine Wärmflasche unter die Nieren legen.

➤ Gut sind stärkende Kräutertees: Nieren-Blasen-Tee, Birkenblättertee oder Indischer Nierentee.

➤ Wenn Sie Qigong üben und die Sonne scheint, wenden Sie Ihren Rücken und damit die Nieren zur Sonne.

Die wichtigsten Erkrankungen:
Blasen- und Nierenbeckenentzündungen, Bluthochdruck, Nieren- und Blasensteine, Osteoporose, Unfruchtbarkeit, Impotenz, Prostataprobleme, Versteifung und Verfestigung von Gewebe, Wirbelkörper und Gelenken.

Störungen auf der körperlichen Ebene

Menschen mit einer Störung im Wasserelement haben oft Rückenschmerzen, Probleme mit der Wirbelsäule und schwache Knie. Sie sagen: »Ach, ich bin so müde und erschöpft. Mir ist so kalt. Ich bekomme gar nichts auf die Reihe. Mir fallen die Haare aus, und sie werden schon grau.« Sie verlieren ihren Appetit und entweder ihr Interesse an Sex oder haben ein übertriebenes Interesse daran, je nach Wasserstörung. Ein gestörter Wassertyp wird von Vergesslichkeit, Kopfschmerzen und Überempfindlichkeit geplagt. Menschen mit einer Störung im Wasserelement hängen entweder erschöpft und antriebslos durch oder führen ein rastloses, getriebenes Leben und sind unermüdlich auf der Suche/Sucht nach Anerkennung und Bestätigung. Frauen leiden unter Ödemen, Blasenschwäche, Vaginalinfektionen und während der Menopause verstärkt unter Schlafstörungen, Herzklopfen, Trockenheit von Mund, Nase und Vagina, Schwitzen und Hitzewallungen. In der Schwangerschaft braucht die Frau ein starkes Wasserelement, um ihrem Kind das nötige energetische Rüstzeug für eine gesunde körperliche, emotionale und seelisch-geistige Entwicklung mitzugeben.

Störungen auf der psychischen Ebene

Störungen auf dieser Ebene liegen oft tiefer und zeigen sich in Mutlosigkeit, Hoffnungslosigkeit und Freudlosigkeit: »Ach, ich bin so niedergeschlagen.« Dieser Menschentyp lebt oft in einem Zustand von Angst, Panik, Phobie oder Schock und wird geplagt von Minderwertigkeitskomplexen und impulsivem oder unüberlegtem Handeln. Bei einer tieferen Störung legt der Wassertyp häufig ein kämpferisches, machtsüchtiges und autoritäres Verhalten an den Tag, weil er vom Wesen her sehr unsicher und labil ist und kein Vertrauen zu sich und anderen Menschen hat.

Affirmation

► Unterstützen Sie die positiven Kräfte des Elements, indem Sie Folgendes oft und regelmäßig innerlich zu sich sagen: »Ich akzeptiere und liebe mich von ganzem Herzen so, wie ich bin, und zwar jetzt und auf Dauer.«

Das Becken kreisen, die Nieren schwingen

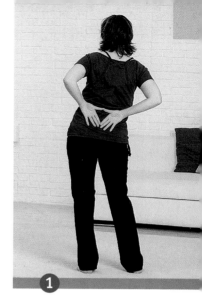

➤ Ihre Füße stehen parallel und schulterbreit. Ihre Haltung ist aufrecht und gelöst, und Sie stellen sich vor, dass sich ein inneres Lächeln in Ihrem Körper ausbreitet.

➤ Sie führen die Hände zur Taille hoch, um die Taille herum nach hinten und legen die Handrücken auf die Nieren.

➤ Beschreiben Sie mit dem Becken Kreise in eine Richtung. ❶ Nach 2 bis 5 Minuten wechseln Sie die Drehrichtung mit einer S-förmigen Bewegung und kreisen weitere 2 bis 5 Minuten. Stellen Sie sich vor, dass Ihr Steißbein wie ein Pinsel schöne, runde Kreise malt. Bewegt sich Ihr Becken nach hinten, gehen Sie aus dem Hohlkreuz. Lassen Sie die Schultern entspannt. Wenn Ihre Arme müde werden, legen Sie die Hände in die Taille oder lassen die Arme sinken und natürlich mitkreisen.

➤ Wenn Ihnen die Übung guttut, können Sie das Becken bis zu 15 Minuten in jede Richtung kreisen. Lassen Sie die Arme dabei seitlich hängen, sodass sie nach einiger Zeit anfangen mitzukreisen. Genießen Sie diesen Augenblick der Leichtigkeit.

➤ Sammeln Sie sich abschließend im unteren Dantian.

Der Nierenlaut »Chui«

Sie können die Lautübungen im Stehen, Sitzen oder Liegen praktizieren, mehr oder weniger laut (Seite 26).

➤ Ihre Füße stehen parallel nebeneinander. Ihre Haltung ist aufrecht und gelöst. Stellen Sie sich vor, dass sich ein inneres Lächeln in Ihrem Körper ausbreitet.

➤ Beim Einatmen beschreiben Ihr Arme auf Hüfthöhe einen Halbkreis nach vorn.

〉 **WAS DIESE ÜBUNG BEWIRKT**

● Durchs Schwingen entsteht eine angenehme Wärme im Nieren-, Kreuz- und Beckenbereich.

● Die Übung stärkt, lockert und massiert die Nieren.

● Sie macht die Lendenwirbelsäule geschmeidig.

● Sie schafft gute Laune und kann Depressionen auflösen.

● Wenn beim Üben Schmerzen im Beckenbereich auftreten, seien Sie nicht beunruhigt. Dies ist ein positives Zeichen, dass Ihr Qi mit seiner heilenden Arbeit begonnen hat. Üben Sie weiter, aber machen Sie die Bewegung kleiner und langsamer.

) WAS DIESE
ÜBUNG
BEWIRKT

● Die Nieren werden massiert.
● Lendenwirbelsäule und Nie-
ren-Akupunkturpunkte werden
stimuliert.
● Der Laut erzeugt eine tiefe,
innere Schwingung, die entweder zu einer Stärkung und Har-
monisierung oder Entgiftung in
den Nieren führen kann.

➤ Beim Ausatmen gehen Sie in eine leichte Kniebeuge und legen
Ihre Hände übereinander vor die Kniescheiben: Frauen legen
die linke Hand auf die rechte Hand, Männer andersherum. Sie
schauen schräg nach vorn zum Boden. ❶ Schultern und Nacken sind entspannt und die Arme rund. So kann das Qi besser durch Rumpf, Arme und Knie kreisen.
➤ Atmen Sie ein. Beim Ausatmen machen Sie den Nierenlaut
Chui (sprich »tschuöei«). Dabei bewegt sich Ihre Bauchdecke
in Richtung Nieren. Wiederholen Sie das Ein- und Ausatmen
3-mal hintereinander, beugen Sie jedes Mal die Knie tiefer.
➤ Beim Einatmen richten Sie sich langsam wieder auf, zurück in
die Ausgangsposition und sammeln sich im unteren Dantian.
➤ Wenn Sie Probleme mit den Nieren und/oder der Blase haben,
wiederholen Sie den Laut 9- bis 36-mal, 3- bis 6-mal am Tag.

Qi-Heilkraft für die Nieren

Diese Übung schließt direkt an die Nieren-Lautübung an. Stehen Sie ruhig und gelassen und vertrauen Sie auf die Wirkung,
auch wenn diese Art des Übens für Sie ungewohnt ist.

➤ Sie führen die Hände wieder zur Taille hoch, um die Taille he-
rum nach hinten und legen die Handflächen auf die Nieren. ❷
➤ Gehen Sie mit Ihrer Aufmerksamkeit in den energetischen
Nierenraum – das bedeutet, Sie schicken Ihr Qi und Lächeln
in beide Nieren gleichzeitig.
➤ Stellen Sie sich vor, es taucht ein See vor Ihnen auf, so tief wie
ein Bergsee – unergründlich und faszinierend. Vertrauen Sie
sich diesem tiefblauen See an, gehen Sie hinein und tauchen
Sie einfach ab. Wenn sich jetzt ein Angstgefühl meldet, sagen
Sie sich: »Ich bin neugierig und voller Vertrauen.« Tauchen

TIPP

➤ Sie können die Qi-
Übung auch einzeln ma-
chen. Kuscheln Sie sich
dabei wie eine Katze ge-
mütlich in einen Sessel
und spüren Sie, welche
inneren Kräfte in Ihnen
stecken.

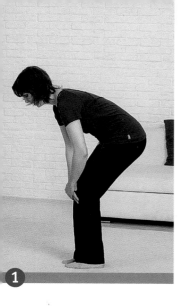 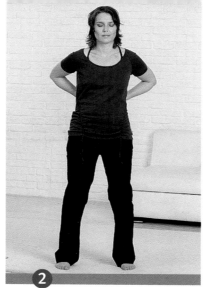 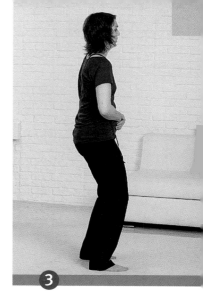

Sie ab bis zum Quellwasser der Erde, in dem viele bunte Fische schwimmen, die Ihnen heiter und fröhlich zulächeln …

➤ Wünschen Sie sich, dass sich negative, schwächende Eigenschaften in positive, stärkende Eigenschaften wandeln. Und bedanken Sie sich, dass Ihr Wunsch wirkt.

➤ Bleiben Sie etwa 5 Minuten stehen, und spüren Sie der Wirkung nach, bevor Sie in die Ausgangsstellung zurückgehen.

Nierenstärkendes Gehen

Die zwei Vorübungen machen Sie auch vor den Gehformen der anderen Elemente.

Vorübung 1: Dreimal das Nieren-Qi heben

➤ Ihre Füße stehen parallel und schulterbreit. Ihre Haltung ist aufrecht und gelöst. Stellen Sie sich vor, dass sich ein inneres Lächeln in Ihrem Körper ausbreitet.

➤ Legen Sie Ihre Hände vor das untere Dantian und schicken Sie Ihre Aufmerksamkeit dorthin.

➤ Beim Ausatmen durch den Mund gehen Sie in eine leichte Kniebeuge. ❸

) WAS DIESE
ÜBUNG
BEWIRKT

● Ihr Qi folgt Ihrer Vorstellung und strömt in Ihre Nieren.

● Nieren lieben Wärme. Nach ein paar Minuten werden Sie eine wohltuende, entspannende Wärme im Nierenbereich und im Kreuz spüren.

● Ihre Rückenschmerzen können sich auflösen.

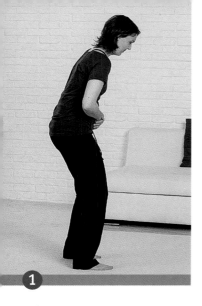
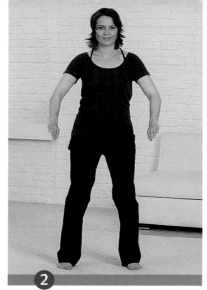
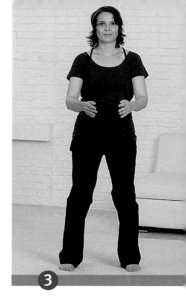

WAS DIESE
ÜBUNG
BEWIRKT

● Wenn Sie die Knie beugen, nehmen Sie Kontakt mit den Kräften in der Erde auf.

● Wenn Sie Ihren Oberkörper nach vorn beugen, spüren Sie ein angenehm öffnendes und entspannendes Gefühl in den Nieren.

● Beim Aufrichten strömt aus der Erde stärkendes Qi durch Ihre Beine, beim Stehen und Innehalten schicken Sie es in Ihre Nieren.

➤ Beim Einatmen durch die Nase beugen Sie sich leicht vor, sodass Ihr Rücken rund wird und Sie die Fußballen belasten. ❶

➤ Halten Sie den Atem kurz an und richten Sie sich dabei wieder auf. Stellen Sie sich vor, Sie haben auf einem Stuhl gesessen und erheben sich. Nun ist Ihr Gewicht auf dem ganzen Fuß.

➤ Wiederholen Sie den Ablauf 3-mal.

Vorübung 2: Dreimal öffnen und schließen

➤ Beim Ausatmen lösen sich Ihre Hände vom Körper und bewegen sich zur Seite. Die Handrücken zeigen zueinander. ❷

➤ Beim Einatmen kommen Ihre Hände wieder vor dem Unterbauch zusammen, und die »Handherzen« schauen sich an. ❸

➤ Wiederholen Sie dies 3-mal.

Hauptübung: Gehen mit Windatmung

Die Gehübungen werden mit einer bestimmten Atemform kombiniert, der Windatmung. Auf Chinesisch heißt sie Xixihu: »Xi« (sprich »schi«) bedeutet einatmen, »Hu« ausatmen – es wird also 2-mal eingeatmet und 1-mal ausgeatmet.

Der Bewegungsablauf ist für Frauen beschrieben. Männer üben seitenverkehrt, beginnen also mit dem linken Fuß.

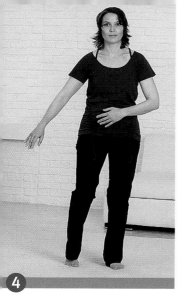

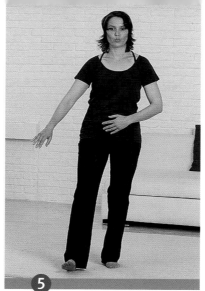

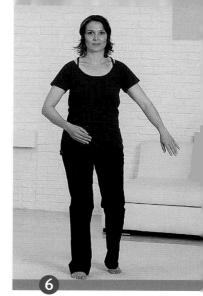

➤ Setzen Sie die rechte Fußspitze neben dem linken Fuß auf. Halten Sie die linke Hand vor das untere Dantian. Der rechte Arm bewegt sich diagonal nach vorn-rechts. ❹

➤ Machen Sie mit dem rechten Fuß einen kleinen Schritt nach vorn: Setzen Sie die Ferse auf und rollen Sie den Fuß langsam ab. Atmen Sie 2-mal kurz und entspannt in den Bauch ein. ❺

➤ Machen Sie den Schritt mit dem linken Fuß, atmen Sie einmal aus und halten Sie 1 bis 2 Sekunden mit dem Atem inne. Dabei wandert die rechte Hand vor den Unterbauch und der linke Arm nach vorn-links. ❻

➤ Gehen Sie so 5 bis 15 Minuten lang möglichst natürlich, und entspannen Sie dabei vor allem den Nierenbereich, die Lendenwirbelsäule und die Schultern.

➤ Bleiben Sie im Parallelstand stehen und üben Sie »Dreimal öffnen und schließen« (Vorübung 2).

➤ Beginnen Sie das Gehen jetzt mit dem anderen Fuß. Stellen Sie sich dafür erst einmal wieder in aller Ruhe in eine stabile Position, und gehen Sie dann erst los.

➤ Nach weiteren 5 bis 15 Minuten Gehen wiederholen Sie im Parallelstand das »Dreimal öffnen und schließen« und beenden die Übung, indem Sie sich im unteren Dantian sammeln.

) WAS DIESE ÜBUNG BEWIRKT

● Durch das Abrollen der Füße werden die »Sprudelnden Quellpunkte« in den Fußsohlen angesprochen. Sie liegen mittig am Übergang vom Ballen zum weichen Mittelfuß und sind der Anfangspunkt des Nierenmeridians in beiden Füßen. Kraftvolle Nieren sind die Quelle Ihrer Lebensenergie und Gesundheit.

● Wenn Sie in der freien Natur gehen, nehmen Sie deren Schönheit als lebensbejahendes und stärkendes Gefühl in Ihren Nieren auf.

Das Holzelement

Das Holzelement folgt im Fütterungszyklus dem Wasserelement. Es ist der Leber und der Gallenblase zugeordnet.

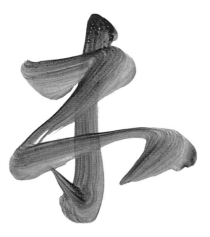

Das chinesische Schriftzeichen für Holz. Das ursprüngliche Bild: Ein Baumstamm, zwei Äste und zwei Wurzeln.

Die Leber gilt als Sitz der unsterblichen Seele Hun, in der alle vor- und nachgeburtlichen Eindrücke und Emotionen lagern. Eine ihrer wichtigsten Aufgaben ist es, Blut zu speichern und den harmonischen Fluss von Qi und Blut im Körper, vor allem im Unterleib, zu gewährleisten. Sie hat damit einen entscheidenden Einfluss auf die Menstruation. Das Holzelement/die Leber reagieren seismographisch empfindsam auf Stress, Ärger, Streit, Disharmonie, Über- oder Unterforderung. Die Leber beeinflusst die linke und die Gallenblase die rechte Körperhälfte. Die Gallenblase speichert Gallenflüssigkeit, die sie von der Leber bekommt. Auf der energetisch-psychischen Ebene steht sie für die Fähigkeit, Entscheidungen und gerechte Urteile zu fällen.

Ein starkes Holzelement

Der Holztyp ist kreativ, phantasievoll und unternehmungslustig, freundlich, tolerant und verständnisvoll. Er liebt das Abenteuer und die Herausforderung, ist ehrgeizig und auch bei Stress belastbar. Menschen mit einem starken Holzelement sind dominant und ungestüm, direkt, aber herzlich, unkompliziert und einfach, visionäre Denker mit unbegrenzten Ideen und der Fähigkeit, ihren Willen (dessen Kraft aus dem Wasserelement kommt) in die Tat umzusetzen. Sie wissen, wo es langgeht, gehen aber im Eifer oft bis an die Grenze ihrer Belastbarkeit, übernehmen wie selbstverständlich Verantwortung und treffen gerne (häufig einsame) Entscheidungen. Sie sind der Kapitän auf der Kommandobrücke oder die Pilotin im Cockpit.

Weitere Zuordnungen zu Holz und Leber/Galle

● Die Leber-Gallenblasen-Zeit, in der die Holzenergie am stärksten ist, liegt zwischen 23 und 3 Uhr. Ist Ihre Holzenergie ausgeglichen und kraftvoll, sind Sie dann vermutlich noch wach und kreativ. Bei einer Störung wäre es gut, wenn Sie in dieser Zeit bereits schliefen. Die Leber regeneriert sich nur im Schlaf.

● Die Jahreszeit ist der Frühling, die Zeit des Aufwachens und Wachsens, in der das Leben nach dem Winter mit aller Kraft aufs Neue beginnt. Ungestüme Energien können aufbrechen oder explodieren und in Ihrem Körper und Geist pulsieren.

● Wenn Sie Qigong mit einem Baum üben, um Ihr Holzelement anzusprechen (Seite 75), wählen Sie eine Kiefer oder kühlende Kastanie aus.

● Die Farbe ist Grün – wie das Laub im Frühjahr – bis Grünblau. Eine starke Vorliebe für oder Abneigung gegen diese Farbe deutet auf eine Störung im Holzelement hin. Grüne Pflanzen und viel Holz (Holzelement) in Wohnungen, Büros, Praxen oder Läden wirken sich positiv auf das Wohlbefinden aus.

● Die Augen sind das der Leber zugeordnete Sinnesorgan. In ihnen spiegelt sich der emotional-psychische Zustand eines Menschen wider. Je entspannter Leber und Gallenblase sind, desto größer und leuchtender sind die Augen.

● Die Geschmacksrichtungen »sauer« und auch »bitter« stehen für das Holzelement.

Störungen im Holzelement

Wichtig ist zu wissen, dass eine einfache Störung keine Krankheit ist und sich auch leicht beheben lässt. Es hängt aber, wie bei allen Elementen, vom Grad der Störung ab. Geduld ist das magische Wort des Holzelements. Dazu gesellen sich dann noch die

TIPP

➤ Essen Sie viel »bittere« Nahrung wie grüne Salate, Artischocken, Chicorée oder nehmen Sie leberstärkende Mariendistel-Dragees ein.

➤ Trinken Sie morgens eine Viertelstunde vor dem Frühstück 1 Tasse Tausendgüldenkraut-Tee (1 TL pro Tasse).

➤ Trinken Sie wenig Alkohol und essen Sie keine fetthaltigen, öligen Speisen.

➤ Machen Sie mittags zwischen 13 und 15 Uhr einen feucht-warmen Leberwickel und ruhen Sie sich eine halbe Stunde lang aus. Diese Zeit korrespondiert mit der nächtlichen Leberzeit von 1 bis 3 Uhr.

➤ Fragen Sie sich immer wieder: Bin ich geduldig? Nehme ich mir Zeit für mich?

➤ Setzen Sie den Leberlaut »schü« öfter mal für schschschön statt schschlecht ein ...

Die wichtigsten Erkrankungen:
Myome, Polypen im Uterus,
Hämorrhoiden, Hepatitis, Burn-
out-Syndrom, Haut- und andere
Krankheiten mit Symptomen von
Zittern und Jucken, Erkrankun-
gen der Augen und des Magens,
Verstopfung und Durchfall im
Wechsel, Kopfschmerz, Migräne.

Begriffe »Zeit« und »innerer Raum«. Wenn Sie Qigong üben,
brauchen Sie ein wenig Geduld und Zeit.

Störungen auf der körperlichen Ebene

Sie zeigt sich in folgenden Symptomen: Spannungsgefühl im
Oberbauch, Schmerz unterhalb der Rippenbögen und Kopfschmerz. Einem Menschen mit gestörtem Holzelement ist oft
übel. Er hat häufig Magen- und Verdauungsprobleme. Weitere
Zeichen sind Zittern der Extremitäten, des Kopfes oder der Augen, Muskelkrämpfe und -schwäche. Die Nägel sind oft brüchig
oder längs gerillt. Eine Störung des Holzelements wirkt sich
vor allem bei Frauen auf den Unterleib und auch auf die Brüste
aus. Sie haben PMS (prämenstruelles Syndrom) und einen un-
regelmäßigen und/oder schmerzhaften Menstruationszyklus.

Störung auf der psychischen Ebene

Geduld ist eine Eigenschaft, die Menschen mit einem gestörten
Holzelement nicht haben. Typische Aussagen sind: »Ich könnte
platzen vor Wut. Es nervt mich alles. Es dauert mir alles zu
lange.« Sie sind oft zornig, gereizt, aggressiv und intolerant bis
an die Halskrause. Dazu gesellen sich Eigenschaften wie Frust
und Sturheit. Dieser Menschentyp ist unerklärlich (und im Mo-
ment des Stimmungsausbruchs unabänderlich) schlecht ge-
launt, herrisch, unberechenbar oder cholerisch. Alles kann ins
Gegenteil kippen: ins Unglücklichsein, in die Melancholie oder
Depression. Der gestörte Holztyp hat oft ein enges, einseitiges,
unflexibles, pingeliges Denken und Verhalten, basierend auf Tradition, Prinzipien, Ordnung, Paragraphen, Gesetzen, von der
Familie überlieferten Werten – frei nach dem Motto: »Das war
in meiner Familie immer so« oder »Das mache ich bereits seit
30 Jahren so, warum sollte ich das jetzt ändern?«

Affirmation

➤ Mit diesem Satz stär-
ken Sie die positive Holzenergie in sich: »Ich ak-
zeptiere und liebe mich
von ganzem Herzen, mit-
samt meiner Angst und
Unsicherheit und mei-
nem Frust, und zwar jetzt
und auf Dauer.«

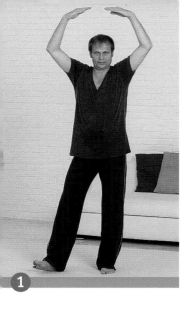
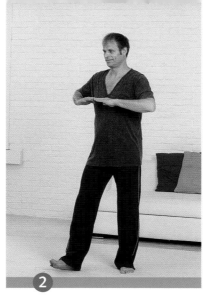
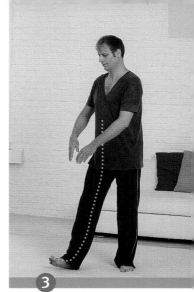

Die Leber reinigen

Diese Übung hilft, gute Laune und eine heitere, geduldige Einstellung zum Leben, zu sich selbst und anderen zu bekommen.

➤ Ihre Füße stehen parallel und schulterbreit. Ihre Haltung ist aufrecht und gelöst. Stellen Sie sich vor, dass sich ein inneres Lächeln in Ihrem Körper ausbreitet.
➤ Sie sammeln sich im unteren Dantian und setzen dann den rechten Fuß in einem 45-Grad-Winkel diagonal nach vorn mit der Ferse auf den Boden, ohne den Körper zu drehen.
➤ Ihre Arme bewegen sich langsam vor dem Körper nach oben, die Handflächen weisen zur Decke. Die Ellenbogen öffnen sich auf Augenhöhe zur Seite und die Hände bewegen sich über dem Kopf aufeinander zu, Handflächen nach unten. ❶
➤ Senken Sie die Hände so wieder bis zur Brustbeinspitze, die Ellenbogen weisen nach außen. Drehen Sie Ihren Rumpf um 45 Grad. Die Hände wandern bis unter die rechte Brust. ❷
➤ Dort endet der rechts verlaufende Lebermeridian. Entlang seinem Verlauf führen Sie nun Ihre Hände (und Ihre Vorstellung) weiter bis zu seinem Anfangspunkt im großen Zeh, ❸ der

Oberkörper beugt sich dabei nur ganz wenig nach unten. Stellen Sie sich vor, dass sich trübes Leber-Qi mit nach unten bewegt und durch den Meridian-Endpunkt ausgeschieden wird.

➤ Gehen Sie zurück in die Ausgangsposition und beginnen Sie wieder von vorn. Machen Sie diese Übung 3- bis 9-mal; wenn Sie sehr ungeduldig, gestresst oder reizbar sind 9- bis 36-mal.

➤ Zum Schluss stellen Sie den rechten Fuß wieder in die Ausgangsstellung und sammeln sich im unteren Dantian.

Der Leberlaut »Xu«

Wenn Ihnen öfter »eine Laus über die Leber läuft« oder Sie »Gift und Galle spucken«, ist Xu (»schü«) der Laut der Wahl. Lassen Sie die Augen offen, dann geht trübes, giftiges Leber-Qi hinaus.

➤ Ihre Füße stehen parallel nebeneinander. Ihre Haltung ist aufrecht und gelöst. Stellen Sie sich vor, dass sich ein inneres Lächeln in Ihrem Körper ausbreitet.

➤ Beim Einatmen heben sich Ihre Arme seitlich nach oben, die Handflächen zum Himmel geöffnet. Ihre Augen sind offen und schauen ebenfalls nach oben. ❶ Wenn Sie die Arme nicht über den Kopf heben können, lassen Sie sie weiter vorn.

➤ Beim Ausatmen verschränken Sie die Finger.

➤ Beim Einatmen drehen sich Ihre Hände um, sodass die Handflächen wieder zum Himmel zeigen, und Ihr Rumpf beugt sich nach links. Lassen Sie die linke Schulter sinken. Gehen Sie mit der rechten Schulter nicht nach vorn, beugen Sie sich wie in einer Scheibe. So dehnen Sie den rechts verlaufenden Gallenblasenmeridian und geben Leber und Gallenblase viel Raum.

➤ Beim Ausatmen machen Sie den Leberlaut Xu, sprich »schü«. Die Zunge liegt locker im Mund. ❷

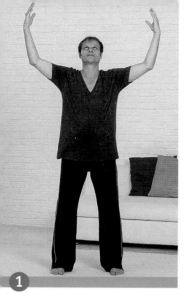
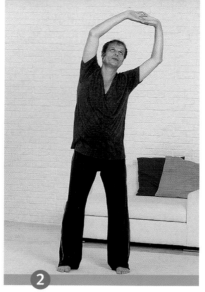
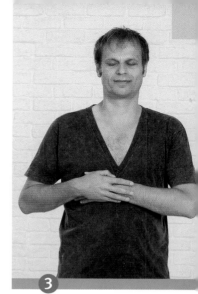

➤ Beim Einatmen richten Sie sich wieder langsam auf, lösen die
Hände und lassen die Arme seitlich, mit den Handflächen
nach unten, zurück in die Ausgangsposition sinken.

➤ Sammeln Sie sich im unteren Dantian.

➤ Wenn Sie Probleme mit der Leber und/oder Gallenblase haben, wiederholen Sie den Laut 9- bis 36-mal, 6-mal am Tag.

Qi-Heilkraft für die Leber

Die Leber träumt gerne, mag Träume und verschafft Träume.
Diese Übung schließt direkt an die Leber-Lautübung an. Machen Sie sie jedoch bei einer Störung im Holzelement auch unabhängig von der Lautübung so oft wie möglich.

➤ Legen Sie die Hände übereinander rechts auf den Oberbauch
direkt unterhalb der Brust (Frauen die linke Hand auf die
rechte Hand, Männer umgekehrt). ❸

➤ Gehen Sie mit Ihrer Vorstellung in den energetischen Leber-
raum – das heißt, Sie schicken Ihr Qi und Lächeln in die Leber
und damit auch in die Gallenblase. Dieser Raum strahlt in
einem wunderschönen Grün, das Grün eines Rasens, über den

Sie gehen, oder das Grün eines nach Holz duftenden Kiefer-waldes, durch den Sie neugierig streifen. Beachten Sie die Beschaffenheit der Bäume, der Gräser, der Pflanzen, sehen Sie die Natur einmal mit anderen Augen, und fangen Sie an zu träumen ... Lassen Sie sich eine Weile treiben, bevor Sie zum nächsten Schritt übergehen.

➤ Sie wünschen sich jetzt, dass sich negative, schwächende Eigenschaften in positive, stärkende Eigenschaften wandeln.

➤ Bleiben Sie etwa 5 Minuten oder länger stehen, und spüren Sie der Wirkung nach, bevor Sie wieder in die Ausgangsstellung zurückgehen.

TIPP

➤ Machen Sie die Geh-übung so oft wie möglich im Freien, damit das Grün und Holz der Natur positiv auf Ihre Leber wirken und Ihre Augen die Weite der Landschaft genießen können.

Leberregulierendes Gehen

Oft ist nicht eine Energieschwäche in der Leber das Problem, sondern ein energetischer Qi- und Blutstau. Daher wird das Holzelement eher reguliert und harmonisiert als gestärkt. Idealerweise üben Sie diese Gehform in einer Landschaft mit gesunder Holzenergie, in der es Bäume, grüne Wiesen und viele Büsche gibt.

Vorübung 1 und 2

➤ Beginnen Sie immer mit den Vorübungen von Seite 33/34: »Dreimal das Nieren-Qi heben« und »Dreimal öffnen und schließen«.

Hauptübung: Gehen mit Windatmung

Der Bewegungsablauf ist für Frauen beschrieben. Männer üben den gesamten Ablauf seitenverkehrt, beginnen also mit dem linken Fuß. Das Gehen wird mit der Windatmung Xixihu kombiniert (Seite 34).

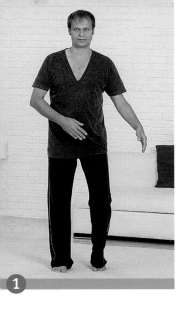

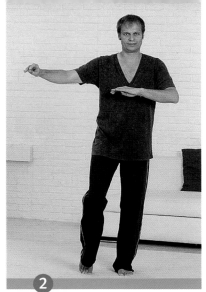

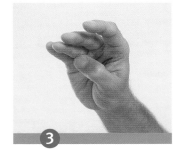

➤ Ihre Füße stehen nun parallel und schulterbreit. Ihre Haltung ist aufrecht und gelöst. Stellen Sie sich vor, dass sich ein inneres Lächeln in Ihrem Körper ausbreitet.

➤ Stellen Sie wie beim nierenstärkenden Gehen (Seite 34) die rechte Fußspitze neben dem linken Fuß auf. Halten Sie die linke Hand vor das untere Dantian. Der rechte Arm bewegt sich diagonal nach vorn-rechts. ❶

➤ Machen Sie mit dem rechten Fuß einen kleinen Schritt nach vorn: Setzen Sie die Ferse zuerst auf und rollen Sie den Fuß langsam ab. Dabei atmen Sie 2-mal kurz und entspannt in den Bauchraum ein.

➤ Dann heben Sie den linken Fuß und tippen beim Ausatmen mit dem großen Zeh neben dem rechten Fuß kräftig auf. ❷ Beide Hände gehen auf Leberhöhe hoch, und Sie drücken mit Ihren Daumenspitzen auf die ersten Glieder Ihrer Ringfinger. ❸ Lassen Sie Ihre Schultern, den Nacken und den Rücken locker. Verspannte Schultermuskeln haben einen Bezug zum Holzelement.

➤ Gehen Sie so 10 bis 30 Minuten lang. Bleiben Sie dann im Parallelstand stehen und beenden Sie die Übung im unteren Dantian.

) WAS DIESE
) ÜBUNG
) BEWIRKT

● Durch das kräftige Auftippen der Zehen geht gestautes und giftiges Leber-Qi in die Erde.
● Die Fingerhaltung aktiviert die Akupressurzone der Leber in den Händen und bewirkt eine energetische Regulierung in der Leber.

Das Feuerelement

Das Feuerelement folgt im Fütterungszyklus dem Holzelement. Es ist dem Herzen/Herzbeutel und Dünndarm zugeordnet. Das Feuerelement ist der Zündstoff in unserem Leben. Es begleitet und beeinflusst uns wie ein roter Faden (Lunte). Die alten Weisen empfahlen, das Feuer moderat züngeln zu lassen.

Das Feuerelement sollte weder zu erregt (Verliebtheit/Zorn) noch zu kühl (rational/berechnend) sein. All solche emotionalen Schwankungen werden dem Herzen zugeordnet. Es ist das »Haus der Liebe« und gilt als Quelle des inneren Lächelns. Im Qigong ist es ein wichtiges Ziel, sein Herz zu öffnen. Das Herz ist zudem der Sitz des belebten und funkelnden Geistes Shen. Der Dünndarm sorgt für Trennung des Trüben vom Klaren sowohl im Körper als auch im seelischen Bereich. Er hat Einfluss auf die Klarheit des Geistes und darauf, dass das Leben eines Menschen in klaren und angemessenen Bahnen verläuft.

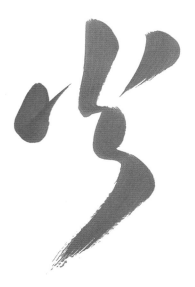

Das chinesische Schriftzeichen für Feuer. Das ursprüngliche Bild: lodernde Flammen.

Ein starkes Feuerelement

Es steht für Liebe, Freude und Begeisterung. Der Feuertyp ist herzlich, emotional und tolerant. Er praktiziert Mitgefühl und Achtsamkeit. Sein Verhalten ist umsichtig und menschlich. Für Menschen mit einem gesunden, ausgeprägten Feuerelement sind liebevolle Beziehungen zu anderen Menschen wichtig. Sie sind aufgrund ihrer Neugier und ihres Interesses, ihrer optimistischen Lebenseinstellung, Fröhlichkeit und Lebendigkeit sehr beliebt. Sie begeistern und nehmen andere Menschen wie selbstverständlich mit in ihr Lebens- oder Herzensboot. Sie sind leidenschaftlich und strahlen oft etwas magisch Anziehendes aus. Das Feuerelement (zusammen mit dem Wasserelement) ist verantwortlich für Intelligenz und Bewusstsein. Es trägt zum spirituellen Wachstum bei. Ein klarer Geist lässt Feuertypen leuchten und ihre Augen funkeln. In alten chinesischen Schriften wurden sie mit weisen Monarchen verglichen, weil sie für Frieden, Gerechtigkeit und Harmonie in ihrem Reich sorgten.

Weitere Zuordnungen zu Feuer und Herz/Dünndarm

● Die Herz-Dünndarm-Zeit, in der die Feuerenergie diese Organe am meisten stärkt, ist bei den Chinesen zwischen 11 und 15 Uhr. Wenn Sie in der Zeit besonders müde sind, machen Sie nach dem Essen einen Mittagsschlaf von 15 Minuten.

● Die Jahreszeit ist der Sommer, eine Zeit der Hitze, des Reifens und Überflusses.

● Wenn Sie Qigong mit einem Baum üben, um Ihr Feuerelement anzusprechen, wählen Sie einen Gingko oder eine Platane.

● Die Farbe ist Rot – wie Feuer, Blut oder Liebe. Eine starke Vorliebe für oder Abneigung gegen diese Farbe deutet auf eine Störung im Feuerelement hin. Zu viel Rot schafft Unruhe in privaten Räumen, besonders in Kinder- und Schlafzimmern. Wählen Sie beruhigende Farben wie Blau, Aprikose, Grün oder Beige. Das gilt auch für Büros oder Berufsräume.

● Der Mund ist das dem Herzen zugeordnete Sinnesorgan. An der Sprache, Stimme und Lautstärke eines Menschen können Sie erkennen, ob das Feuerelement ausgeglichen ist.

● Der Geschmack »bitter« steht für das Feuerelement.

Störungen im Feuerelement

Da das Feuerelement und damit das Herz für den gesamten Kreislauf, alle Emotionen und das Bewusstsein verantwortlich ist, können sich schnell Störungen zeigen. Stellen Sie sich vor,

TIPP

➤ Würzen Sie Ihr Essen nicht zu scharf. Das könnte über einen längeren Zeitraum Ihr Feuerelement zu sehr anfachen. Falls dies schon der Fall ist, nehmen Sie bittere Nahrungsmittel, Getränke oder Kräuter zu sich (wie beim Holzelement, Seite 37) – und kühlende Getränke (dazu gehören Wasser, grüner Tee, Jasmin-, Pfefferminz- und Kamillentee).

➤ Essen Sie mit Genuss, sodass Ihnen die Nahrung auf der Zunge zergeht.

➤ Lassen Sie mehr Fröhlichkeit und Humor in Ihr Leben.

Sie haben sich verliebt. Und schon sorgt die Chemie in Ihrem Körper dafür, dass das Feuerelement aus dem Gleichgewicht kommt (positiv). Oder Sie haben sich geärgert. Dann haben Sie eine ähnliche Reaktion, nur negativ.

Die wichtigsten Erkrankungen: Schlafstörungen, Bluthochdruck, Geschwüre an der Zunge und im Mund, Hautkrankheiten (aufgrund von Hitze im Blut), psychische Verwirrtheit, Manien und Depressionen.

Störungen auf der körperlichen Ebene

Störungen zeigen sich in folgenden Symptomen: Herzklopfen, alle Sprachstörungen und nächtliches Schwitzen. Der gestörte Herztyp sagt: »Ich bin so blass und so müde. Ich fühle mich so erschöpft. Meine Hände sind so kalt.« Und dabei wird die Stimme ganz leise. Frauen leiden unter Hitzewallungen vor, während und nach den Wechseljahren.

Störungen auf der psychischen Ebene

Menschen mit einem gestörten Feuerelement neigen zu Rastlosigkeit und werden fast manisch getrieben. »Heute morgen habe ich nach meinem Frühstückstreffen einen Friseurtermin, danach bin ich beim Rechtsanwalt, die Praxis ist voller Patienten. Ich muss meine Reise für morgen noch eben buchen. Hoffentlich bin ich pünktlich, um mein Kind von der Schule abzuholen. Ich muss Essen einkaufen, kochen, telefonieren, mein Kind zur Musikschule fahren, heute Abend zur Geburtstagsparty. Ich bin so atemlos. Hoffentlich schaffe ich das alles.« Sie schaffen sich! Tiefere Störungen zeigen sich auch in Gier, Eifersucht, Neid, Hass. Der gestörte Feuertyp ist oft emotional, instabil, negativ und pessimistisch. Es mangelt ihm an Spontaneität und Humor. Auf Dauer verliert er die Fähigkeit, über seine Gefühle, Erfahrungen, Wünsche und Verletzungen zu sprechen. Er ist unfähig, anderen Menschen zuzuhören, unterbricht sie häufig oder spricht Sätze für sie zu Ende. Lautes, ununterbrochenes Reden und hysterisches, schrilles, nicht endendes Lachen sind weitere Symptome.

Affirmation

➤ Stärken Sie die wohltuende Herzenergie, indem Sie sich immer wieder sagen: »Ich liebe mich von ganzem Herzen und bin es wert, von anderen Menschen geliebt zu werden, und zwar jetzt und auf Dauer.«

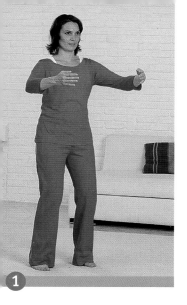
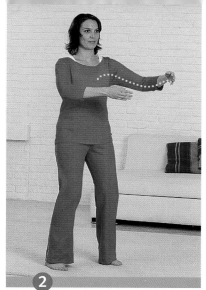
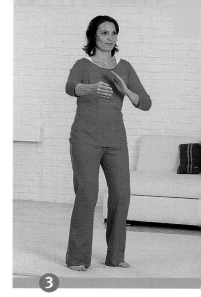

Das Herz-Qi regulieren

Wenn Sie viel »Herzblut« gegeben haben, kann diese Übung helfen, Ihr Herz wieder zu stärken und zu harmonisieren.

➤ Ihre Füße stehen parallel und schulterbreit. Ihre Haltung ist aufrecht und gelöst. Stellen Sie sich vor, dass sich ein inneres Lächeln in Ihrem Körper ausbreitet.
➤ Der Baum für das Herz ist der Gingko oder die Platane. Entweder steht vor Ihnen ein leibhaftiger Baum oder Sie stellen sich vor, dass sich der Baum etwa einen Meter vor Ihnen befindet.
➤ Sie stehen mit beiden Füßen auf der Erde und visualisieren, dass aus Ihren Fußsohlen kleine Wurzeln in die Erde wachsen. Spüren Sie das Qi des Baumes und Ihr eigenes Qi.
➤ Heben Sie langsam Ihre Arme vor Ihrem Körper nach oben, als ob Sie mit den Händen den Baumstamm entlangstreichen. ❶
➤ Die rechte Hand »greift« in den Baumstamm, schöpft seine starke Energie, die Sie, beim kleinen Finger beginnend, durch den Herzmeridian des linken Arms ❷ zum Herzen hochführen.
➤ Öffnen Sie Ihren rechten Arm und führen Sie zugleich die linke Hand zum Herzen. ❸

WAS DIESE ÜBUNG BEWIRKT

● Sie stärkt die Energie Ihres Herzens und befreit es von Negativität oder Belastendem.
● Druck im Brustraum oder Herzen und Herzschmerzen können vergehen.
● Sie wirkt befreiend, verjüngend und kann Ihr Herz öffnen.
● Sie kann gute Laune schaffen und depressive Verstimmungen auflösen.

➤ Schieben Sie jetzt mit Ihrer linken Hand Negatives, Trübes aus Ihrem Herzen durch den Herzmeridian des rechten Arms. ❶ Es tritt aus dem kleinen Finger aus und wird der Natur mit einem Dankeschön übergeben.

➤ Halten Sie während der Übung Ihre Arme auf Herzhöhe. Nur wenn sie müde werden, lassen Sie die Arme ein bisschen sinken. Ihre Schultern bleiben entspannt, damit das Qi frei fließen kann.

WAS DIESE ÜBUNG BEWIRKT

● Je lauter Sie den Laut machen, desto mehr Hitze, Feuer und Nervosität gehen aus Ihrem Herzen.

● Je leiser Sie ihn machen, desto mehr stärken und streicheln Sie Ihr Herz.

● Wenn er unhörbar ist, kommunizieren Sie mit der Seele Ihres Herzens.

Der Herzlaut »He«

Die durch den Laut erzeugte Schwingung ist wie eine kleine Liebeserklärung an Ihr Herz.

Schließen Sie Ihre Augen. Es sei denn, Sie wollen Ihr Herzfeuer »ausspeien« – dann öffnen Sie sie.

➤ Ihre Füße stehen parallel nebeneinander. Ihre Haltung ist aufrecht und gelöst. Stellen Sie sich vor, dass sich ein inneres Lächeln in Ihrem Körper ausbreitet.

➤ Beim Einatmen heben sich Ihre Arme seitlich nach oben, die Handflächen zum Himmel geöffnet. Ihr Gesicht wendet sich nur ein wenig nach oben. ❷

➤ Beim Ausatmen verschränken Sie alle 10 Finger.

➤ Beim Einatmen drehen sich Ihre Hände mit den Handflächen zum Himmel. Ihr Rumpf beugt sich wie auf einer Scheibe zur rechten Seite. ❸ Lassen Sie die rechte Schulter locker fallen.

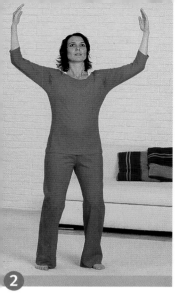
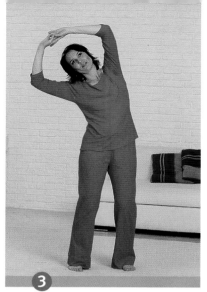
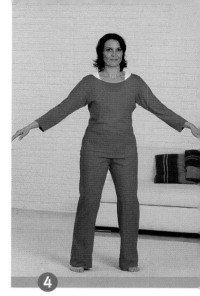

Diese Rechtsbeugung öffnet Ihren Herzraum, der sich mehr im linken Brustkorb befindet.

➤ Beim Ausatmen machen Sie den Herzlaut He, so wie das »e« im englischen »the«. Der Mund ist offen, die Zunge entspannt.

➤ Richten Sie sich beim Einatmen wieder langsam auf, lösen Sie die Hände und lassen Sie die Arme seitlich, mit den Handflächen nach unten, zurück in die Ausgangsposition sinken. ❹

➤ Sammeln Sie sich zum Abschluss im unteren Dantian.

➤ Wenn Sie Probleme mit dem Herzen/Dünndarm haben oder sich emotional unausgeglichen fühlen, wiederholen Sie den Laut 9- bis 36-mal, 6-mal am Tag.

Qi-Heilkraft fürs Herz

Die Hände »aufs Herz« zu legen hat etwas Beschützendes, Zärtliches und Liebevolles. Wir geben es uns selbst. Diese Übung schließt direkt an die Herz-Lautübung an.

➤ Legen Sie die Hände übereinander vor das Herz (Frauen die linke Hand auf die rechte, Männer umgekehrt). Gehen Sie mit Ihrer Vorstellung in den energetischen Herzraum und schicken

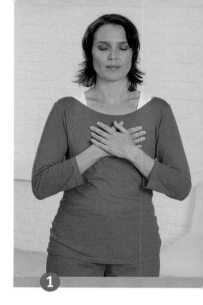

) WAS DIESE ÜBUNG BEWIRKT

● Ein Lächeln wird sich auf Ihr Gesicht zaubern, ob Sie wollen oder nicht.

● Wenn Sie sehr unruhig oder nervös sind oder sich mal wieder überfordert fühlen, machen Sie diese Übung länger. Die »10 000 tobenden Affen« in Ihrem Herzen fühlen sich dann beachtet, gefüttert und geben Ruhe.

Sie Ihr Qi und Ihr Lächeln in Ihr Herz. ❶

➤ Stellen Sie sich vor, dass Ihr Herz ein wunderbarer Ort ist, in dem es magisch rot oder rosa leuchtet und funkelt. Entdecken Sie dort Ihre Herzensblume, die sich groß und weit öffnet und Ihnen zulächelt. Spüren Sie, wie Ihr Herzensraum weit, strahlend und grenzenlos wird wie das ganze Universum ... Bei starker innerer Unruhe stellen Sie sich den Herzensraum in einem klaren Himmelblau vor. Das beruhigt Herz und Geist.

➤ Wünschen Sie sich, dass negative, schwächende Eigenschaften zu positiven, stärkenden werden. Bedanken Sie sich dafür.

➤ Bleiben Sie etwa 5 bis 10 Minuten lang stehen, und spüren Sie der Wirkung nach. Lassen Sie dann die Arme sinken, bevor Sie wieder in die Ausgangsstellung zurückgehen.

Herzstärkendes Gehen

Dieses Gehen ist wunderbar, um Ihre Herzenergie zu stärken, damit sich Ihr freier Geist und Ihr Bewusstsein zu Hause fühlen. Es wird mit der Windatmung Xixihu kombiniert (Seite 34). Falls Sie an Herzrhythmusstörungen oder anderen Herzerkrankungen leiden oder eine sehr labile, nervöse seelische Konstitution haben, atmen Sie natürlich ein und aus.

➤ Beginnen Sie mit den Vorübungen (Seite 33): »Dreimal das Nieren-Qi heben« und »Dreimal öffnen und schließen«. Nehmen Sie dabei bereits Kontakt zu Ihrem Herzen auf.

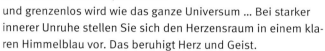

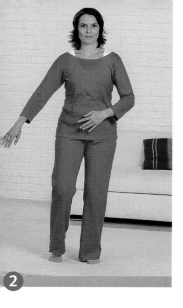

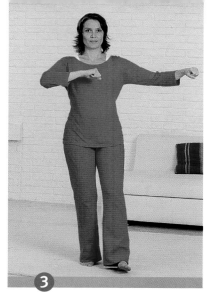

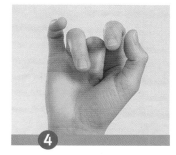

➤ Setzen Sie dann die rechte Fußspitze neben dem linken Fuß auf. Halten Sie die linke Hand vor das untere Dantian. Der rechte Arm bewegt sich diagonal nach vorn-rechts. ❷ (Männer machen die gesamte Bewegungsfolge seitenverkehrt.)

➤ Machen Sie mit dem rechten Fuß einen kleinen Schritt nach vorn: Setzen Sie die Ferse zuerst auf und rollen Sie den Fuß langsam ab. Dabei atmen Sie 2-mal kurz und entspannt in den Bauchraum ein.

➤ Dann machen Sie den Schritt mit dem linken Fuß, atmen 1-mal aus und halten 1 bis 2 Sekunden mit dem Atem inne. Die rechte Hand geht vor die Brust und der linke Arm nach vorn-links auf Herzhöhe. ❸ Dabei drücken die Mittelfinger kurz auf die »Handherzen«. ❹ Gehen und atmen Sie ganz entspannt.

➤ Nach 5 bis 15 Minuten Gehen bleiben Sie im Parallelstand stehen und üben »Dreimal öffnen und schließen« (Vorübung 2).

➤ Beginnen Sie jetzt das Gehen mit dem anderen Fuß. Stellen Sie sich dafür erst einmal in aller Ruhe wieder in eine stabile Position, und gehen Sie dann los.

➤ Nach 5 bis 15 Minuten stehen Sie wieder im Parallelstand, üben »Dreimal öffnen und schließen« und schließen dann die Übung ab, indem Sie sich im unteren Dantian sammeln.

) WAS DIESE ÜBUNG BEWIRKT

● Ihr Herz wird weit.

● Ihre Stimmung kann sich aufhellen und ein inneres Lächeln im Gesicht zeigen.

● Der Druck mit den Mittelfingern auf die Handherzen stärkt und stabilisiert die Herzenergie. Durch diese Punkte verlaufen in beiden Händen die Herzbeutelmeridiane, die in den Mittelfingerspitzen enden.

Das Erdelement

Das Erdelement folgt im Fütterungszyklus dem Feuerelement. Es ist Milz, Magen und Bauchspeicheldrüse zugeordnet. Erde steht für das »Reich der Mitte« im Körper, symbolisiert ein stabiles Zentrum, ein geselliges Zuhause, einen Ort zum Wohlfühlen.

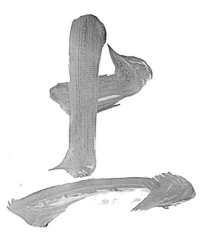

Das chinesische Schriftzeichen für Erde. Das ursprüngliche Bild: Ein Erntedankaltar auf der Erde.

Die Milz wird geprägt durch Mitgefühl, Menschlichkeit, gesunden Verstand und die Fähigkeit, konzentriert zu lernen. Sie gibt der Vorstellungskraft Yi ihren Sitz. Die Milz kontrolliert (mit Hilfe der Leber) den Blutfluss und trägt zur Blutbildung bei. Sie hat zudem die wichtige Aufgabe, Nahrung und Flüssigkeiten umzuwandeln. Sie filtert das Qi aus der Nahrung und dient somit als Quelle von nachgeburtlichem Qi. Warmes, nahrhaftes, regelmäßiges und frisch zubereitetes Essen ist dafür wichtig. Das Erdelement der Milz liebt Wärme und Trockenheit.

Der Magen ist das Zentrum der Mitte, er wandelt Nahrung um, ist Ursprung aller Flüssigkeiten im Körper und mag Feuchtigkeit. Die Bauchspeicheldrüse (Pankreas) arbeitet bei der Bereitstellung von Verdauungsenzymen eng mit der Milz zusammen.

Ein starkes Erdelement

Es wird assoziiert mit Harmonie, Ausgeglichenheit und Gemütlichkeit. Der Erdetyp ist gelassen, erd- und naturverbunden. Er ruht in sich und lässt sich auch schwer aus der Ruhe bringen. Die Menschen werden geschätzt für ihre Zuverlässigkeit, Ehrlichkeit, Hilfsbereitschaft und Fürsorge. Sie sind zentriert und stabil, haben ein gutes Gedächtnis und können sich gut konzentrieren. Ein starker Erdetyp ist gesellig, netzwerk- und gemeinschaftsorientiert. Da diese Menschen gerne kochen und essen und Menschen um sich haben (brauchen), sind sie beliebte

Gastgeber. Sie sind geborene, liebevolle Familienmenschen und verkörpern das Bild der nährenden »Mutter Erde«. Erdetypen lieben Frieden und vermitteln und schlichten gerne. Sie können sich mitfühlend in andere Menschen hineinversetzen, ohne sie manipulieren oder dominieren zu wollen.

Weitere Zuordnungen zu Erde und Milz/Magen

- Die Milz-Magen-Zeit, in der die Erdenergie diese Organe am meisten stärkt, liegt zwischen 7 und 9 Uhr morgens. In dieser Zeit können Sie ausgiebig frühstücken wie ein/e Kaiser/in.
- Die Jahreszeit ist der Spätsommer, aber auch die Übergänge zwischen den Jahreszeiten (9 Tage vor und 9 Tage nach dem Jahreszeitenwechsel). Es ist die Zeit der Ernte, die eingefahren wird, um Menschen und Tiere zu nähren.
- Wenn Sie Qigong mit einem Baum üben, um Ihr Erdelement anzusprechen, wählen Sie eine Weide.
- Die Farbe ist Gelb oder Gold. Eine starke Vorliebe für oder Abneigung gegen diese Farbe deutet auf eine Störung im Erdelement hin. Die beiden Farben als Symbol der Mitte passen, dezent und nicht zu aufdringlich, immer und überall.
- Die Lippen sind das zugeordnete Sinnesorgan. Sind die Lippen weich und wohlgeformt, ist das Erdelement ausgewogen.
- Milz und Erdelement mögen den »süßen« Geschmack. Heißhunger auf Süßes und die entsprechende körperliche Verwandlung sind Ausdruck eines unausgeglichenen Erdelements.

Störungen im Erdelement

Menschen mit einer Störung im Erdelement neigen zu Gewichtsproblemen. Oft ernähren sie sich nicht richtig und essen Nahrungsmittel, die der Milz und dem Erdelement schaden – wie zu

TIPP

➤ In der Zeit von 7 bis 9 Uhr ist das Qi im Magen am stärksten. Was immer Sie frühstücken, es wird vom Körper gut aufgenommen und verarbeitet. Die meisten Menschen nehmen ihre Hauptmahlzeit zwischen 19 und 21 Uhr ein, wenn das Qi im Magen am schwächsten ist. Das Essen wird dann nur eingeschränkt verarbeitet und liegt bis zum nächsten Morgen im Magen. Dadurch fehlt der Appetit aufs Frühstück.

➤ Täglich 2- bis 3-mal warme Mahlzeiten und nur warme Getränke tun Erde/Milz gut.

➤ Das Essen ist ein ganz zentrales Thema für die Chinesen. Idealerweise wird gemäß den Fünf Elementen gekocht und so der ganze Organismus gestärkt und harmonisiert. Es sollen dabei alle fünf Geschmäcker vorkommen und Nahrungsmittel nach den Fünf Elementen im Fütterungszyklus zubereitet werden (Buchtipps Seite 78).

Die wichtigsten Erkrankungen:
Senkungen von Gebärmutter, Dickdarm und Magen, Magenschleimhautentzündung, Diabetes, Adipositas, Blutungen, psychische Erkrankungen.
Wenn die Milz durch eine Operation entfernt wird, stört das in erheblicher Weise die Produktion des nachgeburtlichen Qi. Die Milz sollte, wenn möglich, dem Körper erhalten bleiben und nur in einem lebensbedrohlichen Notfall entfernt werden.

Affirmation
➤ Sagen Sie innerlich möglichst oft: »Ich liebe und akzeptiere mich und meinen Körper von ganzem Herzen mitsamt meinen Sorgen, meinem Grübeln und meiner Frustration, und zwar jetzt und auf Dauer.«

viel Süßigkeiten, feuchtes Brot und Kuhmilchprodukte. Dazu kommt noch, dass diese Nahrung meistens kalt oder roh ist.

Störungen auf der körperlichen Ebene

Ein Mensch mit Erde-/Milzschwäche könnte sagen: »Ich bin müde und energielos. Ich habe überhaupt keine Lust, etwas zu machen. Und mir ist so kalt.« Der gestörte Erdetyp ist blass und hat eine Tendenz zu Bindegewebsschwäche. Es zeigen sich leicht Blutergüsse, Prellungen und Krampfadern. Er leidet an kalten Extremitäten, Taubheits- und Kribbelgefühlen in den Armen und Beinen. Es wird ihm leicht schwindlig. Sein Stuhl ist weich und die Verdauung gestört. Dieser Mensch hat oft keinen Appetit, verschlingt dafür aber Süßigkeiten und gesüßte, koffeinhaltige Getränke. Oft bilden sich Wasseransammlungen (Ödeme) im Bauch, in den Beinen, Knöcheln und Füßen. Der Körper wird schwer(fällig). Weitere Zeichen sind Zahnfleischbluten, geschwollenes Zahnfleisch und ein schlechter Muskeltonus.

Störungen auf der psychischen Ebene

Hier zeigen sich Symptome wie Antriebslosigkeit, Lethargie und Konzentrationsschwäche. Bei einer Störung entsteht ein Gefühl von Entwurzelung. Der Erdetyp ist desinteressiert, geistig und intellektuell müde. Er grübelt ständig und macht sich Sorgen um sich und andere, über Vergangenheit und Zukunft. Alles dreht sich um die eigene Leere, Unzulänglichkeit, Abhängigkeit und Bedürftigkeit. Dieser Mensch identifiziert sich häufig stark mit anderen Menschen und verliert dabei seine eigene Identität oder sein Zentrum. Dies kann besonders Erd-Müttern passieren, die sich hauptsächlich um ihre Familien kümmern und nicht berufstätig sind. Sie fallen, wenn die Kinder flügge sind, in ein tiefes Loch der Leere und ein Gefühl der Nutzlosigkeit.

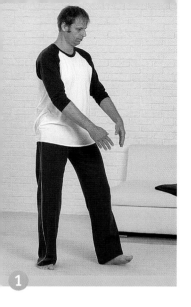
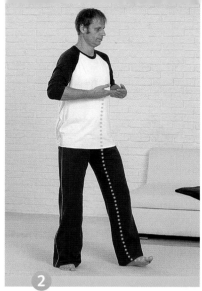
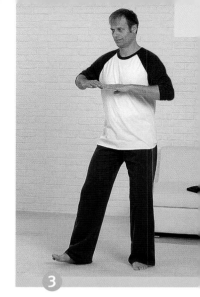

Die Milz stärken

Diese Übung wird mit »Die Leber reinigen« (Seite 39) kombiniert, um die Wirkung zu intensivieren.

➤ Ihre Füße stehen parallel und schulterbreit. Sie sammeln sich im unteren Dantian und setzen den linken Fuß im 45-Grad-Winkel mit der Ferse auf den Boden, ohne den Körper zu drehen. Das Gewicht ist auf dem rechten, leicht gebeugten Bein.

➤ Beim Einatmen öffnen sich die Arme halbkreisförmig zur Seite und nach vorn. Der Rumpf dreht sich ein wenig nach links. ❶

➤ Beim Ausatmen kommen die leicht gebeugten Arme vor dem linken Bein zusammen. Die Handflächen weisen zum Bein und die Finger zur linken Fußspitze. Sie stehen nun leicht gebeugt.

➤ Beim Einatmen stellen Sie sich vor, frische Energie aus der Erde zu holen und sie – am großen Zeh beginnend – den Milzmeridian entlang bis unter die linke Brust zu holen. ❷ Die Handflächen weisen nach oben, um das Erd-Qi »hochzuschieben«.

➤ Beim Ausatmen dreht sich Ihr linker Fuß um 90 Grad nach rechts. Ihre Handflächen drehen sich langsam nach unten, während Ihre Hände bis zur Brustbeinspitze wandern. ❸

) WAS DIESE
ÜBUNG
BEWIRKT

● Sie stärken erst Ihr Milz-Qi. Der Milzmeridian hat im Oberbauch eine Verbindung zum linken und rechten Lebermeridian. Mit Hilfe des Milz-Qi kann dann der Lebermeridian gereinigt und »gelüftet« werden.

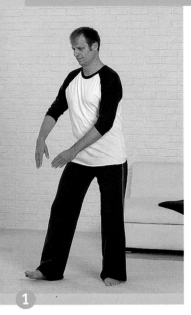

➤ Beim Einatmen dreht sich Ihr rechter Fuß um 90 Grad nach rechts, und Ihre Hände wandern unter die rechte Brust. Ihr Rumpf dreht sich mit, das Gewicht wechselt aufs linke Bein.

➤ Beim Ausatmen führen Sie Ihre Hände am rechts verlaufenden Lebermeridian entlang nach unten, bis Sie an dessen Anfangspunkt im großen Zeh angekommen sind. ❶ Stellen Sie sich vor, dass dabei das trübe Qi der Leber abfließt (Seite 39).

➤ Beim Einatmen öffnen sich die Arme zur Seite, der Rumpf richtet sich ein wenig auf. ❷ Die Arme bewegen sich leicht wie Flügel bei der Drehung.

➤ Beim Ausatmen gehen die Arme wieder zusammen, Ihre Füße drehen sich nacheinander wieder um je 90 Grad nach links.

➤ Beginnen Sie beim nächsten Einatmen von vorn. Achten Sie darauf, den Oberkörper nur wenig nach unten zu beugen. Und Ihre Vorstellung ist wichtig, dass Sie kraftvolle Energie aus der Erde schöpfen oder trübe Energie in die Erde ableiten.

➤ Zum Abschluss drehen Sie beim Einatmen Ihren rechten Fuß um 90 Grad zurück. Beim Ausatmen setzen Sie den linken Fuß einen kleinen Schritt nach hinten parallel und schulterbreit neben den rechten Fuß. Sammeln Sie sich im unteren Dantian.

Der Milzlaut »Hu«

Die Milz und das Erdelement mögen es gemütlich und ruhig. Nehmen Sie sich für diese Lautübung ruhig Zeit. Die Augen sind dabei geschlossen. Wenn Sie jedoch Ihren Magen beruhigen oder das Sodbrennen löschen wollen, öffnen Sie Ihre Augen.

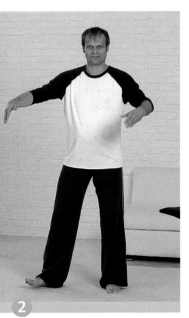

➤ Ihre Füße stehen parallel und schulterbreit. Ihre Haltung ist aufrecht und gelöst. Sie stellen sich vor, dass sich ein inneres Lächeln in Ihrem Körper ausbreitet.

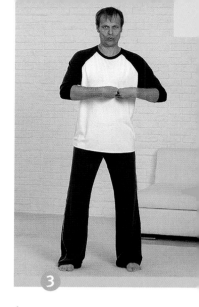

- ➤ Beim Einatmen breiten Sie Ihre Arme zur Seite aus.
- ➤ Beim Ausatmen kommen sie im Halbkreis nach vorn.
- ➤ Beim Einatmen bewegen sich Ihre Hände in Richtung Milz, bis die Fingerspitzen den linken Oberbauch berühren. Die Außenseiten der Finger haben dabei Kontakt miteinander. ❸
- ➤ Beim Ausatmen machen Sie jetzt den Milzlaut Hu: »huh«, leicht gehaucht. Dabei ist der Mund so geöffnet, als ob Sie eine Kerze ausblasen möchten. Die Zunge liegt entspannt im Mund. Ihre Fingerspitzen drücken beim Laut sanft in Ihren Oberbauch in Richtung Milz.
- ➤ Den Laut machen Sie 3-mal direkt hintereinander.
- ➤ Beim Einatmen lösen Sie jedes Mal den Druck der Fingerspitzen und wandern am linken Oberbauch ein wenig nach links.
- ➤ Beim Ausatmen folgen wieder ein leichter Druck auf die entsprechende Stelle und der Milzlaut. Lassen Sie Ihre Bauchdecke locker, damit Sie die Fingerspitzen mühelos in den Bauch drücken können und das Qi aus den Fingern in Ihre Milz fließt.
- ➤ Wenn Sie Probleme mit Milz/Magen/Bauchspeicheldrüse haben, wiederholen Sie den Laut 9- bis 36-mal, 6-mal am Tag.
- ➤ Zum Abschluss sammeln Sie sich im unteren Dantian.

Qi-Heilkraft für die Milz

Bei dieser kleinen Übung wird Ihre Milz dankbar lächeln. Die Übung schließt direkt an die Milz-Lautübung an.

- ➤ Stehen oder sitzen Sie entspannt oder legen Sie sich sogar hin. Dann kann sich Ihre Bauchdecke am besten entspannen. Lassen Sie Ihren Atem natürlich fließen. Und schicken Sie ein süßes Lächeln in Ihre Milz und Ihren Magen. Sie wissen doch: Das Erdelement mag es süß.

) WAS DIESE ÜBUNG BEWIRKT

● Die Milz braucht meistens Qi. Sie wird durch einen leiseren Laut gestärkt. Ein nervöser Magen erlaubt einen lauteren Laut, um sich zu entspannen.

● Der Milz-Laut als Symbol der Mitte kann jederzeit geübt werden, um die Milz, den ganzen Oberbauch, den Solarplexus und die Leber im rechten Oberbauch zu entspannen.

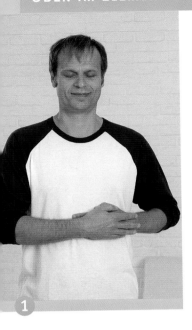

> Legen Sie die Hände übereinander links auf den Oberbauch (Frauen die linke Hand auf die rechte, Männer umgekehrt), und entspannen Sie sich. ❶ Denken Sie, dass die Erde grenzenlos ist, unermessliche Kräfte in sich birgt, uns trägt, nährt, unseren Platz auf dieser Welt gibt, dass sie unser trübes Qi aufnimmt, transformiert und uns mit viel Sauerstoff beschenkt – und dass es unsere Aufgabe ist, sie zu schützen. Lassen Sie sich eine Weile tragen von dem Gedanken an Mutter Erde, die uns so viel Glück geben möchte und kann. Verwurzeln Sie sich, verschmelzen Sie mit ihr. Gehen Sie dann langsam mit Ihrer Vorstellung in Ihre eigene »Mitte«.

> Wünschen Sie sich jetzt, dass sich negative, schwächende Eigenschaften in positive, stärkende Eigenschaften wandeln, und bedanken Sie sich bei den Kräften der Erde.

> Machen Sie die Übung etwa 5 bis 30 Minuten lang, und spüren Sie der Wirkung nach, bevor Sie die Arme sinken lassen und sich wieder in die Grundstellung begeben.

Milzstärkendes Gehen

Dieses Gehen ist die langsamste Gehform. Sie atmen dabei ganz natürlich und wenden nicht die Xixihu-Windatmung an.

> Beginnen Sie mit den Vorübungen (Seite 33): »Dreimal das Nieren-Qi heben« und »Dreimal öffnen und schließen«.

> Frauen setzen dann die Fußspitze des rechten Fußes seitlich vom linken Fuß auf. Sie halten die linke Hand vor das untere Dantian. Der rechte Arm bewegt sich diagonal nach vornrechts. (Männer machen alle Schritte seitenverkehrt.) ❷

> Machen Sie mit dem rechten Fuß einen kleinen Schritt nach vorn: Setzen Sie die Ferse zuerst auf und rollen Sie den Fuß

) WAS DIESE ÜBUNG BEWIRKT

● Wenn Sie sich genügend Zeit geben, können Sie spüren, wie sich eine angenehme oder erfrischend-belebende Energie in Ihrem ganzen Körper ausbreitet. Ihre Füße und Hände werden warm, im Mund bildet sich viel Speichel, Sie merken, wie sich Ihre Muskeln entspannen und Ihr Gesicht glättet.

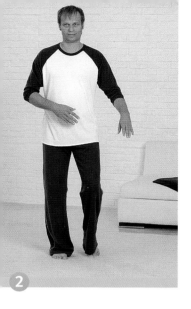 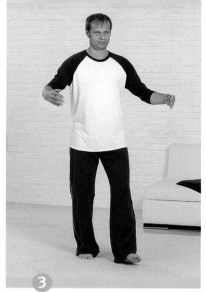 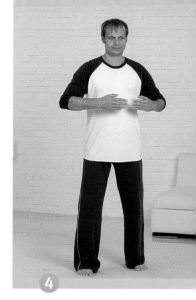

langsam ab. Dabei breiten Sie die Arme zur Seite aus, und Ihr Rumpf dreht sich ein wenig nach rechts. Sie atmen 1-mal langsam und entspannt in den Bauchraum ein. ❸ Halten Sie kurz mit dem Atmen inne. (Kurz: einatmen, Schritt rechts, Arme öffnen, Rumpf nach rechts drehen).

➤ Beim langsamen Ausatmen machen Sie einen Schritt mit dem linken Fuß, und der Rumpf dreht sich etwas nach links. Halten Sie 1 bis 2 Sekunden mit dem Atmen inne. Beide Arme bewegen sich dabei kreisförmig in Richtung Milz. ❹ (Kurz: ausatmen, Schritt links, Rumpf nach links drehen, Arme schließen). Stellen Sie sich vor, Sie umarmen die Erde und sammeln deren Früchte und die Kräfte des Herbstes ein. Ihre Armbewegungen sind fließend, weit und rund.

➤ Gehen Sie langsam, weich und rollend wie auf einem dicken Teppich. Versuchen Sie die Qualität des Erdbodens zu spüren. Nach 5 bis 10 Minuten bleiben Sie im Parallelstand stehen und üben »Dreimal öffnen und schließen (Vorübung 2).

➤ Beginnen Sie jetzt das Gehen mit dem anderen Fuß.

➤ Nach 5 bis 10 Minuten stehen Sie wieder im Parallelstand, lassen »Dreimal öffnen und schließen« folgen und schließen die Übung im unteren Dantian ab.

WAS DIESE ÜBUNG BEWIRKT

● Sie holen sich die Kraft der Erde und deren Früchte und »fahren die Ernte« ein. Je stärker Ihre Vorstellung ist, desto mehr wird das Erdelement gestärkt.

● Ihre Bewegungen und Ihr Gefühl werden weicher, fließender und runder.

Das Metallelement

Das Metallelement folgt im Fütterungszyklus dem Erdelement. Es ist der Lunge und dem Dickdarm zugeordnet – beide stehen für das Immunsystem und die Verbindung von außen und innen.

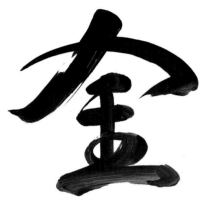

Die Lunge hat die Aufgabe, Qi zu den Nieren zu schicken, die Haut zu befeuchten, sie zu kontrollieren und zu stärken. Sie ist der Sitz unserer animalischen Seele Po, unseres (Über-)Lebenswillens und unserer Instinkte. Die Lunge wurde im alten China mit einem Premierminister verglichen, der unser mikrokosmisches Reich regiert, und der Dickdarm mit seinem »Entsorgungsbeamten«. Weitere Dickdarmfunktionen und -störungen – wie Umwandlung der Nahrung und Verdauungsbeschwerden – werden in der chinesischen Medizin der Milz zugeordnet. Das Metallelement wird durch das Bild eines majestätisch aufragenden, von Wolken oder Nebel umhüllten Bergs symbolisiert. Der Berg ist wie der Metalltyp: Tief in der Erde verwurzelt, durchstößt er mit Macht Wolken, Regen und Nebel.

Das chinesische Schriftzeichen für Metall. Das ursprüngliche Bild: Metall/Schmuck und Speere unter dem Dach.

Ein starkes Metallelement

Metall steht für Instinkt, Urgedächtnis, Autorität und Macht. Menschen mit einem gesund ausgeprägten Metallelement sind gute Führungskräfte, die das Wohl aller im Sinn haben – in der Familie, in Firmen, Vereinen und in der Politik. Sie sind methodisch, strukturiert und diszipliniert. Sie handeln vernünftig, sind rechtschaffen, großzügig, sachlich und klar. Wie ein Berg sind sie aufrecht und mächtig. Manchmal umgibt sie eine Aura der Unnahbarkeit. Sie werden nicht unbedingt von jedem geliebt, aber respektiert und geachtet. Meistens sind sie auch erfolgreich. Ein Metalltyp ist bedingungslos aufrichtig zu sich selbst, autark

und authentisch. Seine Qualitäten und seine Weisheit bezieht
er aus tiefem inneren, angeborenen Wissen und tiefer Selbst-
erkenntnis. Er ist durchdrungen vom Interesse an Philosophie,
Kunst, Spiritualität, dem Sinn und der Schönheit des Lebens.

Weitere Zuordnungen zu Metall/Lunge/Dickdarm

● Die Lungen-Dickdarm-Zeit, in der die Metallenergie diese
Organe am meisten stärkt, liegt zwischen 3 und 7 Uhr morgens.
Starke Metalltypen stehen daher gerne um die Zeit schon auf.
Menschen mit Lungenproblemen wachen zwischen 3 und 5 Uhr
häufig ungewollt auf und haben Atemprobleme.

● Die Jahreszeit ist der Herbst, auch die Zeit der Ernte, des Ab-
schiednehmens von der Fülle des Sommers und des Lebens. Sie
bedeutet Einkehr und Reflexion.

● Wenn Sie Qigong mit einem Baum üben, um Ihr Metallelement anzusprechen, wählen Sie eine Pappel, Eiche, Buche oder
einen Baum mit silbrigen Blättern (Silberahorn).

● Die Farben sind Weiß und Grau. Eine starke Vorliebe für
oder Abneigung gegen sie deutet auf eine Metallstörung hin.
Beide Farben finden sich der Klarheit, Sachlichkeit und Reinheit
wegen in den meisten Büros, Arztpraxen und Krankenhäusern.

● Die Nase ist das Lunge/Dickdarm zugeordnete Sinnesorgan
und steht für »Verschnupfungen« auf allen Ebenen oder für
einen gut ausgeprägten, sehr feinen »Riecher«.

● Das Metallelement schätzt den »scharfen« Geschmack.

Störungen im Metallelement

Ein Mensch mit einer Metallstörung ist leicht an seiner Haltung
zu erkennen. Er geht und sitzt krumm, hat einen eingefallenen
Brustkorb, hat Schwierigkeiten, in einer aufrechten Haltung zu

TIPP

➤ Trotzen Sie schlechtem Wetter und gehen Sie täglich an die frische Luft. Ziehen Sie wetter- und windfeste Kleidung an, sodass Sie der Wind nicht durchbläst.

➤ Essen Sie bei Erkältung scharfes Essen, sodass Sie anfangen zu schwitzen. Das vertreibt die innere Kälte.

➤ Achten Sie auf eine äußerlich aufrechte und innerlich aufrichtige Haltung.

Die wichtigsten Erkrankungen:
Allergien wie Heuschnupfen, alle
Hautkrankheiten und -probleme,
Nasenneben- und Stirnhöhlen-
infektion, Asthma, Bronchitis,
Depression, chronischer Husten,
alle Dickdarm- und Lungen-
krankheiten.

bleiben und ist sinnbildlich leicht »verschnupft«, »verstopft«
oder »aufgebläht«. Metalltypen signalisieren (unbewusst), dass
sie sich schlecht oder gar nicht entscheiden können und dass sie
nicht wissen, was, warum oder wofür sie etwas tun.

Störungen auf der körperlichen Ebene

Weitere Symptome sind Atemprobleme und eine Erkältungsan-
fälligkeit mit Halskratzen. »Immer dieser Husten. Ich fühle mich
so schwach auf der Brust. Und dieser Schleim! Ich fühle mich
ganz verschleimt. Und ich friere furchtbar leicht.« Die Stimme
ist schwach oder heiser. Ein Mensch mit gestörter Metallenergie
hat Verdauungsprobleme, trockene Haut und Lippen, und die
Nägel sind brüchig. Die Gelenke tun ihm weh, er macht häufig
unbeholfene, linkische und steife Bewegungen und seine Kör-
perreflexe sind eingeschränkt.

Störungen auf der psychischen Ebene

Ein gestörtes Metallelement zeigt sich in (oft uralter) Trauer,
Niedergeschlagenheit, Angst um die Zukunft und der Unfähigkeit loszulassen. Ein Mensch mit einer tieferen Störung gilt als
geizig, rücksichtslos bis skrupellos und selbstsüchtig. Er leidet an
Humorlosigkeit, Egoismus, Dogmatismus und Menschenfeind-
lichkeit. Suchtverhalten und ein Sauberkeitstick sind weitere
Zeichen. Dieser Metalltyp kann überheblich und arrogant sein,
manipuliert, kritisiert und dominiert gerne andere Menschen,
wertet sie ab oder macht sich lustig über sie. Er verurteilt sehr
schnell und hat große Probleme, seine Meinung zu korrigieren.
Dahinter steckt oft Angst. Im Grunde genommen fühlt sich
dieser Mensch sehr unsicher in seiner ganzen Existenz, zweifelt
an seinen eigenen Fähigkeiten, ist depressiv und lustlos und hat
häufig eine sehr geringe Selbstachtung.

Affirmation

➤ Mit dieser Affirmation
nehmen Sie Ihre Schwä-
chen liebevoll an und
stärken so Ihre Selbst-
achtung: »Ich liebe und
akzeptiere mich von gan-
zem Herzen mitsamt
meiner Trauer, der Angst
um die Zukunft und der
Unfähigkeit loszulassen,
und zwar jetzt und auf
Dauer.«

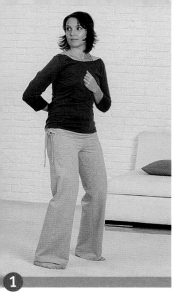
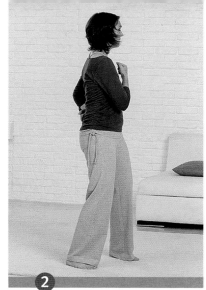

Die Lunge atmet auf

Stellen Sie sich beim Üben vor, in Ihren lockeren Fäusten befinde sich kraftvolles Qi, das Sie in den Lungen- oder Nierenbereich hineinklopfen.

➤ Ihre Füße stehen parallel und schulterbreit. Ihre Haltung ist aufrecht und gelöst. Stellen Sie sich vor, dass sich ein inneres Lächeln in Ihrem Körper ausbreitet.

➤ Ihr Rumpf dreht sich 3-mal ruhiger und 3-mal dynamischer nach links und rechts – oder öfter, bis Ihnen die Drehung leichtfällt. Im Becken beginnend, schraubt und dreht sich Ihre aufrechte Wirbelsäule Wirbel um Wirbel nach oben.

➤ Machen Sie lockere Fäuste und beziehen Sie beide Arme in die Übung ein: Wenn Sie sich nach links drehen, klopft Ihre rechte Hohlfaust mit der offeneren Seite kräftig, aber nicht schmerzhaft auf Ihr Brustbein. ❶ Ihre linke Hohlfaust klopft mit dem Handrücken auf Ihre Lendenwirbelsäule, gegenüber dem Bauchnabel. ❷ Dort sitzt ein wichtiges Energiezentrum zwischen dem 2. und 3. Lendenwirbel, das »Lebenstor« (chinesisch: Mingmen).

) WAS DIESE
) ÜBUNG
) BEWIRKT

● Beklemmungen und Qi-Stau im Brustkorb, Husten bei Erkältung und Schleimansammlungen können sich lösen.
● Sie können freier atmen. Ihr Brustkorb fühlt sich weiter an.
● Trauer und Sorgen können sich auflösen.
● Die Energie in den Nieren und damit Ihr Immunsystem werden gestärkt.

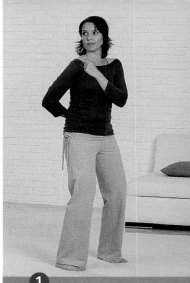

➤ Wenn Sie sich nach rechts drehen, wechseln die Hände: Lassen Sie die Arme im Drehen neben den Körper sinken und
schwingen Sie die Hände locker
wieder hoch.

➤ Klopfen und drehen Sie sich
etwa 5 Minuten lang.

➤ Drehen Sie sich anschließend
weitere 5 Minuten, verändern
Sie dabei aber das Klopfen: Nun klopft die eine Hohlfaust über
den ganzen Brustkorb und die andere Hohlfaust über den
ganzen Nierenbereich. ❶ Wechseln Sie die Hände bei jeder
Drehung wie zuvor.

➤ Wenn Sie diese Übung bis auf eine halbe Stunde verlängern,
kann sie sehr tief wirken. Falls Emotionen hochkommen, lassen Sie sie zu.

➤ Abschließend sammeln Sie sich im unteren Dantian.

WAS DIESE ÜBUNG BEWIRKT

● Je lauter, desto äußerlicher
und ableitender, je leiser, desto
stärkender und nach innen ge-
hender wirkt der S-Laut.

● Lassen Sie Altes los, das Sie
bis jetzt nicht loslassen konnten.

● Sie »öffnen« Ihren Lungenraum, sodass Sie freier atmen
können.

Der Lungenlaut »S«

Mit Hilfe des Lungenlautes können Sie lernen, loszulassen und
auch tief verborgene Gefühle zu spüren.

➤ Ihre Füße stehen parallel nebeneinander. Ihre Haltung ist aufrecht und gelöst. Sie stellen sich vor, dass sich ein inneres
Lächeln in Ihrem Körper ausbreitet.

➤ Beim Einatmen heben sich Ihre Arme seitlich nach oben. Die
Handflächen zeigen zum Himmel. ❷

➤ Beim Ausatmen bewegen sich die Hände und Fingerspitzen
aufeinander zu, die Handrücken zeigen nach oben.

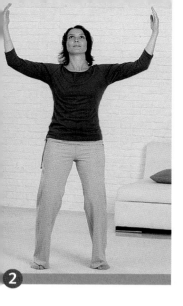 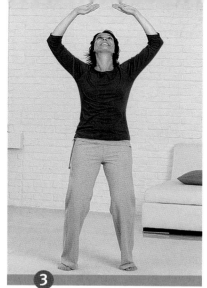 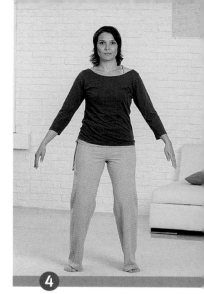

➤ Beim Einatmen drehen sich die Hände um. Ihr Gesicht ist so
weit nach oben gewendet, dass Ihre Augen zwischen den Fingerspitzen zum Himmel schauen. Ihre Ellenbogen befinden
sich seitlich der Ohren, sodass sich Ihr Brustraum weit öffnet.

➤ Beim Ausatmen machen Sie den Lungenlaut S (ein scharfes
»Sssss«). Sie ziehen die Mundwinkel zur Seite und zischen den
Laut durch die Zähne. ❸

➤ Beim Einatmen gehen die Hände in eine Linie mit den Armen,
die dann beim Ausatmen langsam wie Federn nach unten sinken. ❹ Ihr Kopf richtet sich wieder auf. Spüren Sie, wie das
Qi Ihre Schultern, Arme und den Brustraum durchströmt.

➤ Sammeln Sie sich im unteren Dantian.

➤ Machen Sie den Laut 3-mal. Wenn Sie Probleme mit Lunge
oder Dickdarm haben, oft erkältet oder auch sehr traurig sind,
wiederholen Sie den Laut 9- bis 36-mal, 6-mal am Tag.

Qi-Heilkraft für die Lungen

Die Übung hilft Ihnen, aufrecht und aufrichtig zu sich selbst
und damit auch zu anderen zu sein. Sie schließt direkt an die
Lungen-Lautübung an.

WAS DIESE ÜBUNG BEWIRKT

● Ihre Hände gekreuzt auf den Brustkorb zu legen, gibt Ihnen ein liebevolles, zuversichtliches, schützendes und bejahendes Gefühl.

● Aus Ihren Händen strömt viel Qi in Ihre Lungen, stärkt sie und bringt Bewegung ins stagnierende Lungen-Qi.

● Wenn Sie oft husten, platzieren Sie beide Daumen in das Grübchen zwischen den Schlüsselbeinen. Schicken Sie heilendes Qi aus den Daumen in diesen Husten-Punkt.

➤ Legen Sie Ihre Hände gekreuzt übereinander auf den Brustkorb (Frauen die linke Hand über die rechte, Männer umgekehrt). Die Hände liegen auf den Lungen, die Fingerspitzen über den Schlüsselbeinen. Lassen Sie die Schultern locker hängen. ❶ Spüren Sie die Wärme und Ruhe, die in Ihre Lungen fließen.

➤ Stellen Sie sich vor, dass Sie Ihren Lungenraum betreten. Er strahlt in weißem Licht. Das Licht wirkt wie Nebel, mal dichter, mal durchsichtiger, ständig in sanfter Bewegung. Genießen Sie die Leichtigkeit und das Losgelöstsein und spüren Sie, wie Sie von diesem Raum getragen werden, sich aufrichten und ein Gefühl von innerer Größe bekommen.

➤ Dann wünschen Sie sich, dass sich alles Schwächende in Stärke wandelt. Bedanken Sie sich bei Ihren Lungen und Ihrem Metallelement.

➤ Machen Sie die Übung etwa 5 bis 10 Minuten, und spüren Sie der Wirkung nach, bevor Sie die Arme sinken lassen und wieder in die Ausgangsstellung zurückgehen.

Lungenstärkendes Gehen

Dieses Gehen ähnelt dem leberregulierenden Gehen mit der Xixihu-Atmung (Seite 42). Um die Lungen zu stärken, ist es unbedingt empfehlenswert, dieses Gehen in der Natur zu praktizieren, damit Sie viel Sauerstoff aufnehmen können.

➤ Beginnen Sie mit den Vorübungen (Seite 33): »Dreimal das Nieren-Qi heben« und »Dreimal öffnen und schließen«.

➤ Ihre Füße stehen anschließend parallel und schulterbreit. Ihre Haltung ist aufrecht und gelöst. Stellen Sie sich vor, dass sich ein inneres Lächeln in Ihrem Körper ausbreitet.

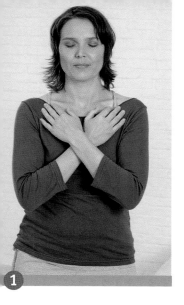 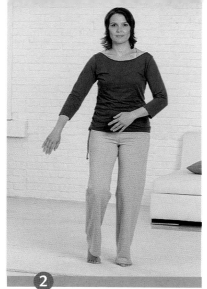 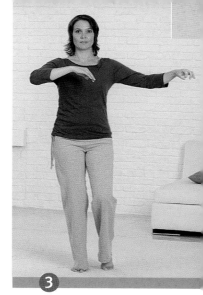

➤ Frauen setzen die Fußspitze des rechten Fußes neben dem linken Fuß auf. Sie halten die linke Hand vor das untere Dantian. Der rechte Arm bewegt sich diagonal nach vorn-rechts. (Männer machen alle Schritte seitenverkehrt.) ❷

➤ Machen Sie mit dem rechten Fuß einen kleinen Schritt nach vorn: Setzen Sie die Ferse zuerst auf, und rollen Sie den Fuß langsam ab. Dabei atmen Sie 2-mal kurz und entspannt in den Bauchraum ein.

➤ Dann heben Sie den linken Fuß, machen keinen Schritt, sondern tippen beim Ausatmen mit dem großen Zeh direkt neben den rechten Fuß sanft auf. Beide Hände gehen auf Höhe der Lungen, Daumen und Zeigefinger pressen leicht aneinander. Ihre Hände bleiben entspannt. ❸

➤ Gehen Sie aufrecht und dennoch gelöst. Wenn Sie im Freien üben, dann nehmen Sie die großartige Kraft und Vielfalt der Natur in Ihre Lungen auf. Entdecken Sie beim Gehen Dinge, Details, die Sie sonst vielleicht übersehen oder nicht beachten. Nehmen Sie auch die Düfte der Natur in sich auf, und lassen Sie Ihre Lungen jubilieren.

➤ Nach 10 bis 30 Minuten stehen Sie wieder im Parallelstand und beenden die Übung im unteren Dantian.

) WAS DIESE
) ÜBUNG
) BEWIRKT

● Das leichte Antippen mit den Zehen korrespondiert mit dem sanften Pressen der Daumen an die Zeigefinger. Es entspannt und schafft eine gute Verdauung.

● Die vermehrte Sauerstoffaufnahme stärkt die Lungen, das Immunsystem und die Nieren.

Balance der Kräfte: Die Elemente verbinden

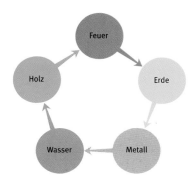

Wenn Sie Einzelübungen in der Abfolge des Fütterungszyklus kombinieren, dann stärken und harmonisieren Sie allgemein die fünf Elementekräfte.

Die Elementeübungen kombinieren

Mit den folgenden Kombinationen verbinden Sie die Übungen des letzten Kapitels (eine ausführliche Übersicht finden Sie in der Umschlagklappe hinten – und die Anleitung auf der DVD). Wählen Sie eine Abfolge aus, die Sie in aller Ruhe praktizieren und verinnerlichen. Nach 100 Tagen können Sie eine andere Kombination wählen, bis Sie diese wieder verinnerlicht haben. Es ist besser, Sie praktizieren nicht alle Übungen auf einmal, sondern entscheiden sich erst einmal für eine Kombination. Alte Weisheit: Weniger ist mehr.

) WAS DIESE KOMBINATIONEN BEWIRKEN

● Wenn keine Störung in einem Element vorliegt, stärken und regulieren Sie alle fünf Elemente und fünf Organe gleichzeitig. Dann wirken die Übungen gesundheitsfördernd, krankheitsvorbeugend und lebensverlängernd. Wenn Sie eine Störung in einem Element haben oder wenn eine organische Krankheit vorliegt, ist es allerdings besser, sich für Einzelübungen zu entscheiden und sie mit Geduld und Zuversicht zu praktizieren.

➤ Kombination 1: Stille Bewegungsübungen im Fütterungszyklus (Seite 31, 39, 47, 55 und 63).
➤ Kombination 2: Lautübungen (Seite 31, 40, 48, 56 und 64). Wenn Sie Lautübungen kombinieren, beenden Sie sie mit einem sechsten Laut, der den ganzen Körper und alle fünf Elemente gleichzeitig anspricht. Es ist der Laut Xi (sprich »schi«). Er steht in Bezug zum Dreifachen Erwärmer, der den gesamten Organismus beeinflusst. In der Abschlussstellung »Sich im unteren Dantian sammeln« (Seite 25) wiederholen Sie diesen Laut mindestens 3-mal.
➤ Kombination 3: Organstärkendes und -regulierendes Gehen (Seite 34, 42, 50, 58 und 66). Machen Sie in jedem Fall immer die zwei Vorübungen und das nierenstärkende Gehen, denn damit stärken Sie Ihr Nieren-Qi und somit Ihre Konstitution.

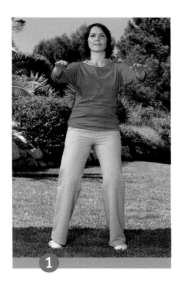
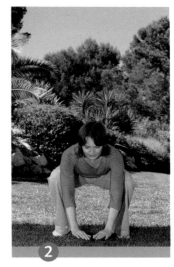

Fünf-Elemente-Harmonie

Dies ist eine sehr beliebte Übungskombination. Machen Sie alle fünf Übungen in einem Fluss, auch wenn die Elemente im Folgenden einzeln stehen. Und wiederholen Sie den gesamten Ablauf mindestens 3-mal hintereinander – Sie werden spüren, wie Ihre Bewegungen immer fließender werden und Sie sich zunehmend wohler und beweglicher fühlen.

Wasserelement

➤ Ihre Füße stehen parallel und schulterbreit. Ihre Haltung ist aufrecht und gelöst, und Sie stellen sich vor, dass sich ein inneres Lächeln in Ihrem Körper ausbreitet.

➤ Sie heben beim Einatmen Ihre Arme vor dem Körper bis auf Schulterhöhe hoch, die Handflächen zeigen nach unten. ❶

➤ Beim Ausatmen gehen Sie in die Kniebeuge, als ob Sie sich setzen möchten, und lassen Ihre Arme nach unten sinken. Ihre Vorstellung ist, dass Sie Ihre Arme durchs Wasser ziehen, bis Ihre Hände am Grund angekommen sind. ❷ Achten Sie darauf, dass Ihre Wirbelsäule bei dieser Bewegung so lang wie möglich aufrecht bleibt.

● Sie stärken Ihren gesamten Organismus.

● Mit Hilfe der Bilder sensibilisieren Sie sich für die unterschiedlichen Qualitäten der einzelnen Elemente und können den Zusammenhang zwischen der Natur und sich selbst klarer erkennen.

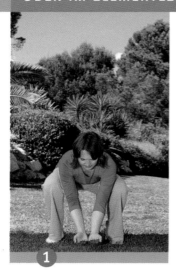
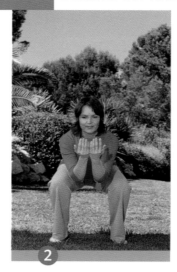
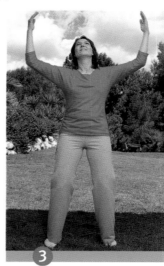

Holzelement

➤ In der Kniebeuge beschreiben Ihre Hände beim Ein- und Ausatmen eine kleine kreisende Bewegung von innen nach außen,
sodass sich die kleinen Finger berühren und sich Ihre Handflächen wie eine Schale nach oben öffnen. ❶

➤ Beim Einatmen verwandeln sich Ihre Finger in Wurzeln, aus denen ein Baum entsteht, der vom Wasser genährt wird. Ihre
Hände steigen nach oben, lassen den Baum wachsen und immer größer werden. Richten Sie sich dabei auf. ❷

➤ Beim Ausatmen öffnen Sie die Ellenbogen und Hände nach
außen. Die Arme symbolisieren jetzt die Baumkrone, die sich
pracht- und kraftvoll entfaltet. Schauen Sie hinauf, wie wun-
derschön sie ist. Umarmen Sie die Krone voll Dankbarkeit. ❸
Das Holzelement gibt dem Feuerelement das Brennmaterial.

Feuerelement

➤ Beim Einatmen verlagern Sie das Gewicht aufs rechte Bein, drehen den linken Fuß auf der Ferse und Ihren Körper um 45 Grad
nach links und setzen den Ballen auf. Ihre Hände bewegen sich
vor die Brust, die Handflächen nach vorn. Daumen und Zeigefinger berühren sich und bilden eine umgedrehte Herzform. ❹

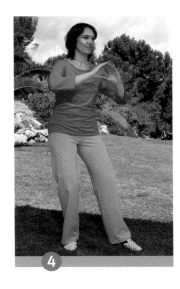 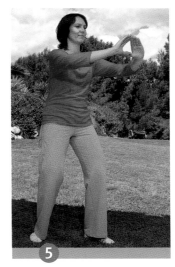 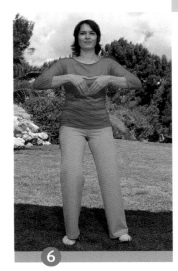

➤ Beim Ausatmen schieben Sie Ihre Hände auf Herzhöhe nach vorn, wobei sich Ihr Gewicht ins linke Bein verlagert. Sie stellen sich vor, dass sich Ihr Herz weit öffnet und dass Sie Ihr inneres Lächeln und Ihre Liebe über Ihre Handherzen an andere Menschen, Tiere und Pflanzen mitfühlend aussenden. ❺

➤ Beim Einatmen wenden sich Ihre Hände. Sie sammeln kraftvolle, liebevolle Energie ein und lassen sie in Ihr Herz fließen. Sie verlagern Ihr Gewicht aufs rechte Bein und drehen Ihren linken Fuß auf der Ferse zurück nach vorn. ❻

➤ Beim Ausatmen verlagern Sie Ihr Gewicht erst aufs linke Bein, drehen den rechten Fuß auf der Ferse und Ihren Rumpf um 45 Grad nach rechts und setzen den Ballen auf. Sie wenden Ihre Handflächen wieder nach außen, schieben die Hände nach vorn und teilen Ihr Lächeln und Ihre Liebe mit anderen Wesen. Ihr Gewicht geht dabei aufs rechte Bein.

Feuer verbrennt das Holz, und die Asche wandelt sich in Erde.

Erdelement

➤ Beim Einatmen verlagern Sie Ihr Gewicht aufs linke Bein, drehen den rechten Fuß und den Körper nach vorn in die Ausgangsstellung, sodass Ihr Gewicht in die Mitte zurückkommt,

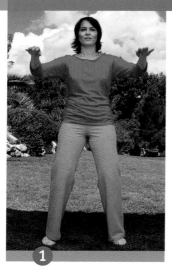 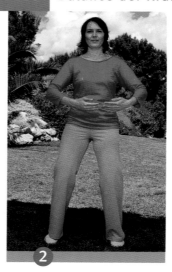 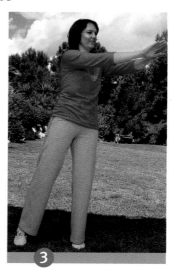

auf beide Beine. Ihre Hände haben sich gelöst, Ihre Arme sind weiter vor dem Körper auf Schulterhöhe ausgestreckt. ❶

➤ Beim Ausatmen lassen Sie Ihre Arme sich seitlich ausbreitend sinken. Stellen Sie sich dann vor, dass Ihre Hände sinnbildlich die Früchte der Erde und des Herbstes einsammeln.

➤ Beim Einatmen tragen Ihre Hände die Früchte wie in einem Korb, führen sie bis auf Milzhöhe hoch – und dann schenken Sie das Qi der Früchte, die ganze Ernte, die Kraft der Erde Ihrer Milz. ❷

➤ Beim Ausatmen sinken Ihre Arme vor dem Körper nach unten. Denken Sie, dass Sie auch andere an der Ernte teilhaben lassen und dass alles Materielle zurückkehrt zur Erde, in der so viele Schätze, Kräfte, Mineralien und Metalle verborgen sind.

Metallelement

➤ Beim Einatmen wenden Sie Ihren Rumpf um etwa 30 Grad nach links, lassen Ihre Arme leicht nach hinten schwingen und heben sie gestreckt nach oben, sodass sich der ganze Körper streckt. Ihre Handrücken drehen sich zueinander. Das Gewicht verlagert sich auf Ihr linkes Bein, Ihre rechte Ferse hebt sich, und Ihr großer Zeh presst ein wenig in die Erde. Sie stehen ge-

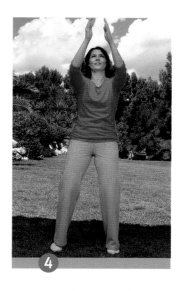
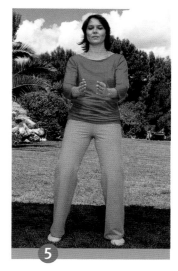
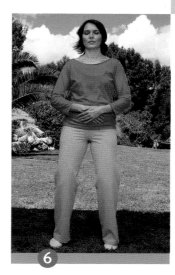

streckt, ohne die Knie und Ellenbogen durchzudrücken, und schauen zwischen den Händen zum Himmel. **❸**
Das Metallelement mag aufrechte und gerade Haltungen. Der große Zeh korrespondiert mit dem Daumen, in dem der Lungenmeridian endet. Den großen Zeh in die Erde gepresst, bleiben Sie verwurzelt, und es steigt nicht zu viel Qi auf.

➤ Beim Ausatmen dreht sich Ihr Körper zurück zur Mitte, der rechte Fuß setzt wieder auf, das Gewicht ist gleichmäßig auf beide Beine verteilt. Ihre Hände haben sich gedreht und die Handflächen zeigen zueinander. **❹** Bewegen Sie die Hände vor dem Körper langsam nach unten, als ob Sie an einem senkrechten Metallpfahl entlangstreichen oder etwas schneiden. Die kleinfingerseitigen Handkanten zeigen nach unten. **❺**

➤ Beim Einatmen machen Sie die gleiche Bewegung nach rechts.

➤ Beim Ausatmen drehen Sie sich wieder zurück zur Mitte und lassen die Arme sinken.

Abschluss

➤ Beim dritten, letzten Durchlauf lassen Sie das Metallelement weg und beenden die Übung nach dem Erdelement. Sammeln Sie sich abschließend im unteren Dantian. **❻**

● Ohren: Das Reiben erreicht tief das Ohrinnere, das mit den Nieren in Verbindung steht. Zähne: Sie gelten als »verlängerte Knochen«, für deren Kraft und Dichte die Nieren verantwortlich sind.

● Augen: Ihre Hände übertragen Qi, stärken so den Sehnerv und regulieren die Sehschärfe. Durch die Bewegung der Augäpfel wird jede Augenzelle angesprochen.

● Zunge: Ihre Zunge wird beweglicher, Sie beruhigen das Herz und fördern die Speichelbildung. Im Speichel ist viel Qi. Eine gute Vorübung für viele andere Qigong-Übungen.

● Lippen: Sie entspannen Ihre »Mitte« und das gesamte Verdauungssystem. Und Sie harmonisieren Yin und Yang.

● Nase: In den Zeigefingern verläuft der Qi-reiche Dickdarmmeridian. Diese Kraft aktivieren Sie und wirken positiv auf Dickdarm und Nasen- und Stirnhöhlen ein.

Massage der Sinnesorgane

Dies ist ein guter Abschluss für alle Fünf-Elemente-Übungen. Lassen Sie während der Massage die Achselhöhlen »geöffnet«, und schicken Sie ein Lächeln in die Sinnesorgane und die entsprechenden Organe.

➤ Setzen Sie sich aufrecht und gelöst hin, legen Sie Ihre Hände auf den Unterleib, sammeln Sie sich im unteren Dantian und warten Sie, bis Sie ein Qi-Gefühl in Ihren Händen spüren.

➤ Wasserelement/Niere: Ohren. Legen Sie Ihre Mittelfinger vorn und Ihre Zeigefinger hinten an die Ohren. So reiben Ihre Finger 9- bis 36-mal am Ohr rauf und runter.

... und Zähne. Klappern Sie 36-mal mit den Zähnen.

➤ Holzelement/Leber: Augen. Sie halten Ihre mit Qi gefüllten Hände vor die Augen. Die Handherzen zeigen direkt auf die Pupillen. Jetzt bewegen Sie die Augäpfel dreimal nach links und rechts, dreimal nach oben und unten und dreimal im Uhr- und Gegenuhrzeigersinn.

➤ Feuerelement/Herz: Zunge. Ihre Zunge liegt locker im Mund. Lassen Sie sie langsam zwischen Zähnen und Lippen 6-mal in die eine Richtung kreisen, dann 6-mal in die andere Richtung.

➤ Erdelement/Milz: Lippen. Ihre Lippen liegen locker aufeinander. Ihr rechter Zeigefinger liegt oberhalb der Oberlippe, Ihr linker Zeigefinger unterhalb der Unterlippe. Streichen Sie 9- bis 36-mal gegengleich von links nach rechts. Wechseln Sie die Finger und wiederholen Sie das Gleiche.

➤ Metallelement/Lunge: Nase. Die Außenkanten Ihrer Zeigefinger streichen 9- bis 36-mal an den Nasenseiten hoch bis zwischen die Augenbrauen und runter zu den Mundwinkeln.

➤ Zum Abschluss sammeln Sie sich wieder im unteren Dantian.

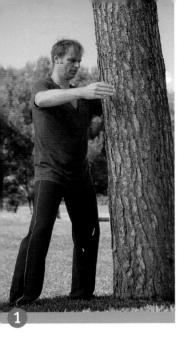

Bäume als Partner/in

Bäume können Ihnen mit ihrer speziellen Energie helfen, die Elemente zu stärken und zu harmonisieren. Vertrauen Sie auf die Kräfte »Ihres« Baumes, dann spüren Sie bei geduldigem und beständigem Üben auch die Wirkung. Der Baumstamm sollte einen Durchmesser von mindestens 30 Zentimetern haben.

➤ Sie stehen etwa einen halben Meter vor einem Baum. Es ist so, als ob der Baum Sie mit seiner Kraft an sich heranzieht. Sie können sich auch an ihn lehnen. Dazu treten Sie ganz nah an ihn heran. Spüren Sie, wie sich ein inneres Lächeln in Ihrem Körper und Geist ausbreitet.

➤ Nehmen Sie innerlich Kontakt zu »Ihrem« Baum auf, und bitten Sie ihn um Hilfe, verbrauchtes oder krankes Qi nach unten durch Ihre Füße abzuleiten und Ihnen neue, starke Energie zu geben. Bedanken Sie sich im Voraus für seine Hilfe.

➤ Heben Sie Ihre Arme vor dem Körper bis auf Brust- oder Schulterhöhe, als ob Sie den Baum umarmen. ❶

➤ Der Qi-Austausch mit Ihrem Baum dauert 5 bis 30 Minuten. Wenn Ihre Arme müde werden, lassen Sie sie entweder ein wenig oder ganz sinken und üben in der Vorstellung weiter. Die Geste der Umarmung hat eine energetische, symbiotische Bedeutung – Sie vertrauen Ihrem Baum.

➤ Lassen Sie die Arme wieder sinken, und verabschieden Sie sich von Ihrem Baum.

➤ Sammeln Sie sich abschließend im unteren Dantian.

Hier eine kleine Auswahl an Bäumen. Testen Sie auch andere Bäume. Ihr Baum wird während des Übens zu Ihnen oder einem Element/ Organ »sprechen«.

➤ Wasser/Niere:
   Zypresse, Birke
➤ Holz/Leber:
   Kiefer, Kastanie
➤ Feuer/Herz:
   Gingko, Platane
➤ Erde/Milz:
   Weide, Linde
➤ Metall/Lunge:
   Pappel, Buche, Eiche

) WAS DIESE ÜBUNG BEWIRKT

● Der Baum überträgt seine Kraft über Ihre Arme und Ihren Scheitelpunkt auf Sie und hilft Ihnen, das verbrauchte, graue Qi abzuleiten.

OM – Leber
AH – Herz
HUM – Milz
SO – Lungen
HA – Nieren

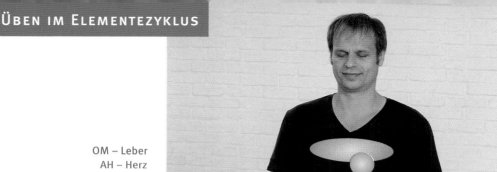

) WAS DIESE
ÜBUNG
BEWIRKT

● Dies ist eine Übung aus dem buddhistischen Yoga. Es heißt bei den Buddhisten, wenn Sie die Laute unhörbar machen, nehmen Sie Kontakt auf zum Buddha oder zu Ihren Schutzengeln, die Ihnen helfen können. Wenn Sie Christ sind, bitten Sie Gott oder die Mutter Maria um Hilfe. Sind Sie andersgläubig, bitten Sie Ihre Gottheit um Unterstützung.

● Wenn Sie 108-mal oder sogar noch öfter durch die Fünf Elemente Ihres Organismus reisen, dann kommen Sie in eine wunderschöne Schwingung hinein, die heilend auf den ganzen Körper und das Gemüt wirkt.

Lichtreise durch fünf Organe

Bei dieser Übung gilt das Gleiche wie bei den Lautübungen: Je leiser Sie die Laute singen, desto mehr geht die Schwingung und Heilung stärkend in Ihre Organe.

➤ Sie können die Lichtreise im Stehen, Sitzen oder Liegen üben. Nehmen Sie sich Zeit, um einen ruhigen Atemrhythmus zu finden, und spüren Sie, wie sich ein inneres Lächeln in Ihrem ganzen Körper und Geist ausbreitet.

➤ Sammeln Sie sich im unteren Dantian. Beim Einatmen ist Ihre Vorstellung, dass es sich (wie bei Unterdruck) mit viel Energie füllt. Denken Sie, das Qi sei wie Licht, das die einzelnen Organe durch einen Lichtstrahl miteinander verbindet. ❶

➤ Beim Ausatmen beginnt die Reise in folgender Reihenfolge: OM – Leber (im rechten Oberbauch), AH – Herz, HUM – Milz, SO – Lungen, HA – Nieren: OM-AH-HUM-SO-HA.

➤ Beim Einatmen saugt sich das untere Dantian wieder voll, und Sie wiederholen die Lichtreise. Üben Sie 9- bis 108-mal.

Sachregister

Bücher und Adressen, die weiterhelfen

Bücher

Daiker, Ilona/Kirschbaum, Barbara: *Die Heilkunst der Chinesen.* rororo

Eckert, Achim: *Das Heilende TAO.* Müller & Steinicke

Elias, Jason/Ketcham, Katherine: *Selbstheilung mit den Fünf Elementen.* O. W. Barth

Fahrnow, Ilse M. u. Jürgen H.: *Fünf Elemente Ernährung.* GRÄFE UND UNZER

Hinterthür, Petra/Schillings, Astrid: *Qigong – Der Fliegende Kranich.* Windpferd

Li, Zhi Chang: *Mit dem Herzen lächeln.* Wilhelm Heyne

Lorenzen, Udo/Noll, Andreas: *Die Wandlungsphasen der traditionellen chinesischen Medizin.* Müller & Steinicke

Martina, Roy: *Emotionale Balance.* Koha

Mertens, Wilhelm/Oberlack, Helmut: *Qigong.* GRÄFE UND UNZER

Noll, Andreas: *Traditionelle Chinesische Medizin.* GRÄFE UND UNZER

Redl, Franz P. (Hrsg.): *Die Welt der Fünf Elemente.* Bacopa

Zeitschriften

Taijiquan & Qigong Journal (vierteljährlich). a & o medianetwork

Zeitschrift für Qigong Yangsheng (jährlich). Medizinische Gesellschaft für Qigong Yangsheng e. V.

tiandiren journal (halbjährlich). Deutsche Qigong Gesellschaft e. V.

Adressen

Deutsche Qigong Gesellschaft
Guttenbrunnweg 9
89165 Dietenheim
Tel.: 0 73 47/34 39
contact@qigong-gesellchaft.de
www.qigong-gesellschaft.de

Medizinische Gesellschaft für Qigong Yangsheng e. V.
Colmantstr. 9, 53115 Bonn
Tel.: 02 28/69 60 04
info@qigong-yangsheng.de
www.qigong-yangsheng.de

Qi-Gong Zentrum München
Meister Li Zhi Chang
Karl-Marx-Ring 41
81735 München
Tel.: 0 89/69 34 10 02
qigong-zentrum-muc@gmx.li
www.qigong-zentrum-muc.de

Chan Mi Gong Ges. e. V.
Flurstr. 6, 82116 Gräfelfing
Tel.: 089/85 83 76 30
geschaeftsstelle@
chanmigong.de
www.chanmigong.de

Guanyin-Zentrum für Chinesische Lebens-Art
Petra Hinterthür
Erikastr. 5, 520251 Hamburg
Tel.: 0 40/85 65 64
qigong@petra-hinterthuer.de
www.petra-hinterthuer.de

Taijiquan & Qigong Netzwerk Deutschland
Oberkleener Str. 23
D-35510 Ebergöns
Tel.: 07 00/88 86 66 55
www.taijiquan-qigong.de
Info@taijiquan-qigong.de

Tai Chi Verein Shambhala
Josefstädter Straße 5/7
A-1080 Wien
Tel.: +43/1/4 08 47 86
www.shambhala.at
info@shambhala.at

Interessensvertretung der Qigong- und Taijiquan-Lehrer/innen Österreichs
Postfach 26
A-2000 Stockerau
Tel.: +43/6 64/4 20 75 50
www.iqtoe.at, buero@iqtoe.at

Schweizerische Gesellschaft für Qigong und Taijiquan
Bündtenstr. 23
CH-4703 Kestenholz
Tel: 0 62/3 93 31 77
www.sgqt.ch
info@sgqt.ch

Lust zum Üben

Übungsmethoden mit hochwertiger DVD oder Audio-CD

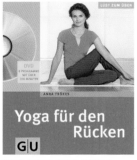

ISBN 978-3-8338-1006-0
80 Seiten

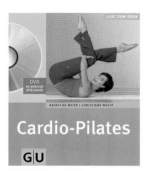

ISBN 978-3-8338-1032-9
80 Seiten

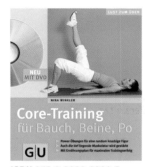

ISBN 978-3-8338-0833-3
80 Seiten

Preis je Band mit DVD:
19,90 € [D]

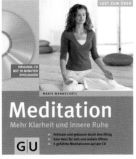

ISBN 978-3-7742-6836-4
80 Seiten

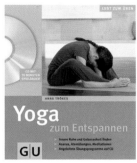

ISBN 978-3-7742-7204-0
80 Seiten

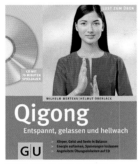

ISBN 978-3-7742-6039-9
80 Seiten

Preis je Band mit Audio-CD:
16,90 € [D]

Änderungen und Irrtum vorbehalten.

Das macht sie so besonders:

Kurz und bündig – die wichtigsten Grundlagen

Exakt und ausführlich – die Übungsanleitungen

Motivierend – der Privatlehrer auf DVD oder Audio-CD

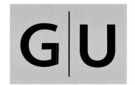

Willkommen im Leben.

Impressum

© 2008 GRÄFE UND UNZER VERLAG GmbH, München

Programmleitung: Ulrich Ehrlenspiel
Redaktion: Ilona Daiker
Lektorat/Satz: Felicitas Holdau
Layout: Independent Medien Design (Claudia Fillmann)

Fotoproduktion: Kay Blaschke
Weitere Fotos: Seite 5 (v. oben n. unten) Getty, Corbis, Corbis, E. Grames, Focus/SPL
Kalligraphien: Petra Hinterthür
Illustrationen: Ingrid Schobel

Herstellung: Markus Plötz
Lithos: Repro Ludwig, Zell a. See
Druck und Bindung: Print Consult, München

ISBN 978-3-8338-0504-2

1. Auflage 2008

GRÄFE
UND
UNZER

Ein Unternehmen der
GANSKE VERLAGSGRUPPE

DVD

Produziert von Open Mind Media OMM GmbH, Wiesbaden
Redaktionsleitung: Manuela Schrecke
www.open-mind-media.de

Dank

Für die wunderbaren Drehorte und ihre engagierte Unterstützung bei der Foto- und DVD-Produktion danken wir dem Hotel Tres Playas in Colonia de Sant Jordi und dem Santa Ponça Country Club auf Mallorca. Für schöne Outfits bedanken wir uns bei den Firmen American Apparel Deutschland GmbH und Venice Beach.

www.hoteltresplayas.com
www.spcountryclub.com
www.americanapparel.net
www.venice-beach.de

Wichtiger Hinweis

Die Inhalte dieses Ratgebers wurden sorgfältig recherchiert und haben sich in der Praxis bewährt. Alle Leserinnen und Leser sind jedoch aufgefordert, selbst zu entscheiden, inwieweit sie die Anleitungen und Anregungen umsetzen. Autorin und Verlag übernehmen keine Haftung für die Resultate.

DAS ORIGINAL
GU
MIT GARANTIE

Unsere Garantie

Liebe Leserin und lieber Leser,